怎样走路
才有益于健康

[法]雅克-阿兰·拉尚 著

夏梦舟 蔡燕 译

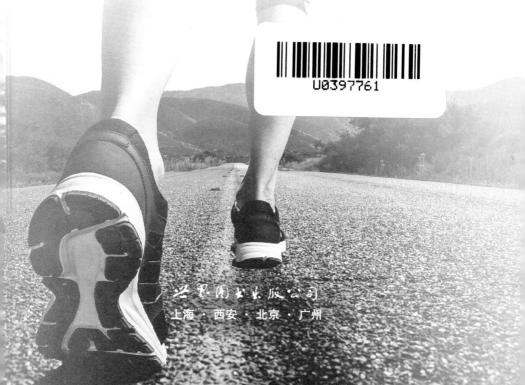

世界图书出版公司

上海·西安·北京·广州

图书在版编目（CIP）数据

怎样走路才有益于健康／（法）拉尚著：夏梦舟，
蔡燕译.—上海：上海世界图书出版公司,2016.1

ISBN 978 – 7 – 5192 – 0426 – 6

Ⅰ.①怎…　Ⅱ.①拉…②夏…③蔡…　Ⅲ.①步行—
健身运动　Ⅳ.①R161.1

中国版本图书馆 CIP 数据核字（2015）第 282352 号

Original title：La marche qui soigne by Jacques-Alain LACHANT
Preface by Geneviève BARBIER
Drawings by Marie-Hélène Carlier
◎2013，Editions Payot & Rivages
Current Chinese translation rights arranged through Divas Interna-
tional，Paris（www.divas-books.com）

责任编辑：王　丹

怎样走路才有益于健康

[法]雅克-阿兰·拉尚　著

夏梦舟　蔡燕　译

上海世界图书出版公司 出版发行
上海市广中路 88 号
邮政编码 200083
上海市印刷七厂有限公司印刷
如发现印装质量问题,请与印刷厂联系
（质检科电话：021 – 59110729）
各地新华书店经销

开本：890×1240　1/32　印张：6.25　字数：202 000
2016 年 1 月第 1 版　2016 年 1 月第 1 次印刷
印数：1 – 5000
ISBN 978 – 7 – 5192 – 0426 – 6/R·357
图字：09 – 2014 – 575 号
定价：38.00 元
http://www.wpcsh.com

前　言

　　走路,对某些人来说是兴趣爱好,而另一些人却觉得苦不堪言。对于治疗走路问题的雅克-阿兰·拉尚来说,走路是一项事业。作为整骨医生,他关心的不仅是躺在治疗台上的患者,而且还有在诊疗过程中收获的认知,以及对人体运动方式的研究。

　　当一个孩子第一次用双脚站立时,没有人意识到这是个奇迹,这其中蕴含着变不可能为可能的勇气:保持直立,努力平衡,仅仅依靠两只小脚勉力支撑,模样还有些滑稽。这景象看似平常,实则却为他奠定了基础,使他成为一个独一无二的人。走路,与声音、目光、指纹一样,将一个人与其他人区分开来。见证过或是鼓励过孩子迈出第一步的人都有过这样的体会,只是不再记得罢了。谁会再向他提起这个他曾经历的特别时刻?

　　多少世纪以来,一代又一代的人类,重复着这一孩童时期便习得的行为——双足行走。你也许会认为,从那时起,人类的行走也在趋于完善,变得更精确、迅速,或是更为优雅。然而,在雅克-阿兰·拉尚的描述中,问题却频频出现,似乎我们的社会在急遽发展的同时,有些东西却渐渐失衡,无进步可言。当需要去更远的地方,更快地到达目的地时,旅程就成了约束,需要缩减,能忘则忘。过程越短越好,我们越省力越好。

但是,如果一个人仍需要用两条腿走路来到达某地,他面临的问题就如同波德莱尔笔下的信天翁:

"一旦落地,起哄声四起,宽大的羽翼使步履更是艰难。在围观的目光中噤若寒蝉,许是身体不适,或是羞耻感作祟,可怜的它几欲崩溃。"

雅克-阿兰·拉尚对此做了直观的切入,并提出了"基本安全感"的问题。治疗身体的他,从不会忘记身体是人类的载体,它在生命交流的最初阶段便形成了。

谁能相信,人类有幸能够行走,仰仗的仅仅是骨盆和膝盖完美的生物动力学?

雅克-阿兰·拉尚既像是一个发现问题的哨兵,又像是一位熟悉齿轮运转的钟表匠,他关注人们走路时出现的问题,这种观察始于其幼年时期。今天,他邀请我们分享他的诊疗过程,来一同见证在这家小诊所里发生的不同于别处的变化。此外,这并不仅仅是一位整骨医生的心得体会,他同时还是一位"触觉疗法医生"、一位雕塑家。他尤其清楚,在帮助别人之前,首先自己需要经历危险,在未知领域摸索前进,最终找到立足点。

这也许解释了,对于一些重度残疾患者的治疗,现代医学无能为力,而以机械论观点看来几乎无解的临床症状,为什么在这里得以取得成果。因为对于一些病重虚弱、情况岌岌可危的患者来说,走路甚至可能会加重他们的病情。而雅克-阿兰·拉尚提出的走路方法(终于可以提到了)为骨科,甚至为整个医学界,增添了一门独创的课题。

但是我们还能做些什么,来传承给未来的整骨医生们?在这里我们学到了不能再僵着身体工作。一名医生站着的时候,能够感受到身体的张力,能感觉到自身的支撑,这样的体验可以用来分享与交流。

归根结底,"支撑行走"只是一种说法,它向医生们提供了一个活用资源的机会,这样的资源往往不容易被想到。甚至它还会让徒步发烧友们突然意识到他们所忽略的:无论是欣赏美丽的风景,还是感受群山的沉寂,或是运动后的酣畅淋漓,是走路使这一切变为可能……走路的乐趣,体力恢复的欢愉,以及感觉自己活着的美好。

获得这样的体验,说简单也简单,说艰巨却也十分艰巨。引导我们获得这样的体验,正是本书的意义所在。

热纳维耶芙·巴尔比耶博士

引 言

并不是走路就意味着身体以正确的方式被支撑着

这是 15 年前的事了。一个 30 多岁的男人来我这里就诊。他是一位护士,在工作中经常高强度地奔走,如今他的背部和颈部常出现周期性的疼痛。

在观察中,我注意到他走路的方式有些奇怪:腹部与骨盆向前,双臂贴在身体两侧不动,两条腿僵硬笔直,分得很开。他从两边交替迈着步子,毫无灵活性可言。实际上,夸张点说,他的步态就像一个"喝醉了酒的水手",努力保持着平衡。

在经过几个疗程的整骨治疗后,我告诉他疼痛可能源于一些运动方面的原因。我模仿了他走路的样子,他也意识到了其中的问题;于是我们一起努力,寻找矫正他走姿的方法。这是件困难而复杂的事,因为首先我需要找出他走路时出现的问题,这些问题又是如何产生的,如此才能对症下药,进行纠正,就像学习跳舞一样。

我要求他摆脱手臂静止的状态,配合走路动起来,他做不到。于是我建议他走路时双臂和两只手摆出拳击运动员"防守"的姿势,握紧双拳。这样,他可以感觉到双臂是如何在交替扭摆中与胸腔配合的。

一点一点，一步一步，我要求他渐渐放下防守的姿势，两只手臂自然朝下，置于身体的中心线上。

之后我建议他腹部肌肉稍稍用力，我简单地用手接触他下腹部帮助他感觉。他的动作立刻变得更为流畅协调。

然而一些问题仍然存在：双臂的摆动过于机械化，双腿仍旧太僵硬，距离太开，脚后跟触地时声音太响。我在寻找原因时发现他的步子迈得很重，于是立刻让他调整迈步的力度。我要求他在迈出第一步时，摒弃迄今为止用的方式，即一只脚向前迈出，接触地面时脚后跟重重地落地发出响声；正确的做法是，用身后的那只脚轻轻一推。

几番尝试后，我的眼前终于第一次出现了一个高贵完美的姿势。一个人完成某项动作时所展现出的优雅，深深打动了我。

从这天开始，这个动作的发现，让我对人类的现状产生了疑问。因为人的一生都在追求理想化的自我，然而此时此地，他却无法用他的双脚感受到直立的轻松，也不能在当下的存在状态下好好行走。

这名患者的治疗延长了几个星期，因为他对于走路过程中手的"加入"还有些困难。

作为一名整骨医生，我的职业决定了无论是走动或工作，我需要一天12～15小时站着。这个在外科医生和骨科医生中的常见姿势，在世人眼里或许难以理解，但事实上，在某些情况下，它是保持健康的一张王牌。

保持直立，与工作中长期保持坐姿的人也有关系。我尤其想到了当今使用计算机工具的人们。对于他们，我们会见到，如果人坐着时没有一个特别的挺直的形态，坐姿很快成为整个肌肉—骨骼器官的致病元凶。

然而，我渐渐发现，如果我在出诊时处于连续动作的状态，并且姿态十分放松，那么我可以站一整天。但如果我在行动中持续地将重量压在两只脚上，处于一种全身紧绷，即一种全身肌肉紧张的状态，我的身体就会异常地感到疲惫。

这涉及一种心理和身体上的生命力，一种特殊、愉悦的状态。

我的患者们展示出的姿势、动作、用力、动作的好坏，使我能以个人身份，对自己的身体层面进行反思。并且可以肯定的是，那些来向"身体"专家、保健医师就诊的人们，期待见到这些专业人士本身充满了活力，他们对人体的知识应该首先在自己身上有所体现。这种期待并不全是有意识的，但是非常重要，因为医生本身的活力是一种助力，有点像一个好的弹簧所起到的作用。一个有活力的医生，能帮助患者找到自身的活力。

这种层面的关系，是护理行业固有的，而整骨医生的职业更是如此。对于患者来说，这是一种无意识的身体上的体验。一种元沟通。我特意用了"体验"这词，是为了描述在医治过程中，除了口头上的交流外，存在这种有迹可寻的信息传递。

我自己在生活和工作中都采用了支撑走路的方法，随着时间的推移，我向一小部分有健康问题的患者传授了这一个人的专业的方法。更长远地看，在人体精细运动功能的治疗学研究方面，支撑走路法为我提供了一个深入学习，并与其他医生进行交流的临床机会，是临床和治疗的实体。

苏格拉底、柏拉图、亚里士多德、伊壁鸠鲁、尼采、康德、卢梭、梭罗、瓦尔泽，他们都是伟大的步行家，他们的作品见证了行走，是如梁柱般支撑起他们的灵感和创造力的来源。苏格拉底在行走中传授知识；尼采只有在行走时才能思考和记录他的名言警句；菲利普·罗斯站着写作；维克多·雨果在根西岛流放时也一样。他们没有医学背景，但通过经验且远在我之前，都发现了走路和直立对于平衡思考的重要。

　　然而，必定不是所有人都知道直立时两只脚要分前后站立，并不是走路就意味着身体以正确的方式被支撑着。我在本书中详述的案例，其中包括了著名的贾科梅蒂（Giacometti），都显示了这一点。问题的根源往往可以追溯到很久以前，一个人的幼年时期（有时甚至更早些），这时每个人都在自己摸索"学习"走路的门道。在这里，我讲述人最初的学步历程，及其此后在一生各个年龄阶段造成的影响。

　　最后提一句：这本书涉及很多感知方面的问题，对于某些人来说，可能有些女性化。它描述了一种能够治愈疾病的走路方式。如果没有我的患者们，它就不会存在。他们中的一些人还愿意出来分享亲身经历。在这里我要对他们和她们，表示深深的谢意。

患者亲述

早期出现的缺陷

我只相信有证据能够证明的东西，不会受那些花言巧语迷惑。

因此，基于一种理性思考的背景下，我坚持证明在我身上发生的一切。

如果别人告诉我同样的事，我是否会相信呢？

从小时候起，我就不喜欢走路。原因是什么？我不知道。

或许是因为我是鞋匠的孙女，而"鞋匠往往穿着最破的鞋子"。

我的爷爷精打细算，总是买些比别处便宜的鞋子，问题是它们总是太大或者太小了。我眼前浮现出这样一幅场景：我坐在 Longchamp 赛马场的草地上（爷爷是赛马发烧友，他带我来的），采着黄色的芹菜花，一双漂亮的黑色漆皮鞋脱在一边，因为它们太小了，穿着脚疼。

随着年龄的增长，情况没有一丝好转。

我"拖着"走路，最后发展到摔跤比走路还容易一些。

我担心自己快要残疾了。

我的一位女性朋友坚持让我去找雅克-阿兰·拉尚。一个整骨医生？得了吧！之前我去看过一个，在我看来就是个江湖骗子——穿僧袍的可不一定就是和尚。对于这个职业来说，仅仅有头衔或是学历是不够的，得有"天分"才行。

仅仅经过一个阶段的治疗，我彻底改变了。朋友们认不出我走路的样子，一个个目瞪口呆。我想了想这第一疗程所发生的事：一个真正的质变。雅克向我展示了怎样正确使用双脚，我已经做到了。

他让我做了一系列小事情，比如不要单纯地摆动手臂，而要用到手，双手握拳，就像拿着两根滑雪杖。奇怪的事发生了，我的背挺起来了，感觉很轻松。人生中第一次，我觉得走路是一种乐趣。

我并不满足于此，之后的治疗更改进、完善了这一成果，改变了我的"张力"和本体感觉。我体验到了一种走路的热情和动力，以及在走路时的安全感。

在49岁的年龄几乎又"重学走路"，看起来实在有些不合常理……

以上我所写的并不是什么广告专栏，为雅克-阿兰·拉尚招揽顾客。

我的情况也许并不是对任何人都适用，但我相信每个人都能从他的书中拾穗受益，发现一种截然不同的感知自己身体的方式。

科莱特·希朗德 博士[①]

[①] 精神病专家，精神分析学家，哲学家，巴黎第五大学临床心理学名誉教授，《变性：幻想与现实》（*Changer de sexe：illusion et réalité*）一书主要作者，巴黎 Odile Jacob 出版社，2011 年新版。

目　录

第一章

从婴幼儿的走路谈支撑走路[①]

走路是一种自发的、无意识的行为,它源于生命早在母体子宫内就开始发育形成的运动感官神经。在出生后 2 个月左右,其关系及空间维度便会形成。

孩子学会走路,是整个家庭都非常期待的事情,因为它代表了婴幼儿时期的结束。这是神经、运动及语言独立的习得与发展时期。

早在孩子走路以前,从他最初与父母的接触中,便产生了大量的信息和语言交流,其中运动感官功能占据优势。除了视线,宝宝更多地通过细微的动作与父母交流。早在他能进行口头交流之前,这些动作构成了他的语言中很重要的一部分。

大人和自己孩子最早的对话,依靠的是安全感。这种安全感来源于大人与孩子"精细运动功能"接触时表现出的情感。温尼科特(Winnicott)在他写的关于父母—孩子关系的

① 译者注:即以正确的方式支撑身体的走路方法,以下简称"支撑走路"或"支撑走路法"。

文章中完美地阐述了这一点。他强调了"抱持"（holding），最初的照顾（handling）和话语在孩子的心理情感发育中所起的重要作用。

父母的这种温柔的情感表现并不只是口头上的：通常情况下，还伴随着为配合宝宝动作而进行的身体与手的接触。相对地，宝宝也会以手轻轻推的方式，热切回应。

因此，对于宝宝来说，父母对他的动作予以回应，使他安心。父母的存在还使孩子产生了对自己身体局限和整体感的感知，从这点上来说意义丰富。

当然，并不是说需要父母采用那些机械的动作或是老套刻板的态度；相反地，他们需要满怀信心，倚仗两个肉体存在之间建立的微妙对话。

要把孩子抱在怀里，根据他的动作，用对话予以简单的回应，让孩子感到安全，避免其在生命的最初阶段感到恐惧焦虑。

在孩子4个月大以前，母亲在心理上处于所谓的原始母亲专注时期，在这期间，婴儿会有一种自己即是一切的错觉：胸部就是他，奶瓶也是他，床还是他，母亲对他哭泣的反应也是他。婴儿无法分辨自我与非我。他的妈妈只是他自身存在的一种。

在这个年龄段，婴儿自发的动作形成了一套复杂的语言，帮助他向他身边的父母传达需要。同样还有他的眼泪，常常使得不明就里的父母惶然无措。

从孩子出生起，父母就应该时刻通过宝宝的运动功能、牙牙学语、哭泣流泪等，学习和分辨他复杂的语言。

之前我已简要地提出过照顾和抱持的重要性。前者说明了在最日常和重复性的情况下，孩子应该怎样被对待、引导、照料。这些照料孩子身体的举动，包括梳洗、穿脱衣、抚摸、直接的皮肤接触，促使了生理和心理内在联系的产生，使得精神得以在实体中进行"身体上"的植入，即孩子的大脑可塑性及心理功能的发育。正是在这些与孩子的交流中，我们能有机会在情感和心理上建立具有结构性和安全感的肢体对话。

而至于抱持，从生理和心理方面展现了抱孩子的技巧。正确地抱着孩子有助于发展孩子感知统一的"自我"。"抱孩子"的时期，是与孩子的双脚及基础建立对话的有利时期，孩子在母亲或父亲的步伐节奏摇晃下安然入睡，在这之前，他在直起身体的情况下进行了一种规律性的运动，这给他以安全感。这种伴随着孩子在各种空间位置进行的轻轻地移动，也有助于孩子自身运动功能的发展。

做父母的要获得这样的能力，需要有一些预备条件：在进行诊疗时，让父母经历和感受到与孩子被抱着时同样的感受，以及这其中的变化与接触。这是十分动人的经历，它确保父母在孩子经历这一切的过程中能陪伴着他。

婴幼儿就是这样感受着大人的存在与接触。他每时每刻都在验证，以确保他人是持久存在着的，并一点一点建立起对肉体和身体的感知，以及基本的安全感。

当他发现了这一保障且对此感到满足时，他感觉很好。在渐渐脱离与大人的身体和物理接触的过程中，他表现出能够在情感上循序渐进地、用他的节奏来感受自己的个体性，并且安全感十足。

婴儿，继而是幼儿，在与大人接触的过程中获得经验和感受,以且仅以这种形式建立起自身的运动功能。运动功能和语言口头表达是同步建立的,有着完全的同步性,与他在世界上的存在一致。在 2010 年 1 月的 *Cerebral Cortex* 期刊上,发表了加利福尼亚州圣地亚哥大学的研究。研究利用 l'IRM(磁共振成像)和 MEG(脑磁图描仪),发现婴儿的大脑和成人的一样处理信息,有着与其相同的脑部构造和处理速度。从 1 岁开始,孩子在能说话前,他的大脑已经具备了处理成人语言信息的能力。另外,研究还表明,婴儿不仅将这些词句作为声音进行处理,而且他们还能辨别其中的含义。科学观察最后强调,婴儿的大脑完全能够分辨出词和物体之间关联性的缺失。更新一些的神经科学研究表明,婴儿发育中的大脑拥有特殊的神经元,即镜像神经元,确保他能自发地理解和整合其同类,即他的父母,所进行的重复性的运动行为。

在温尼科特大量的临床报道基础上,最近的一些医学研究和科学发现指出,父母行为和话语高度的统一性,对于婴儿来说起着怎样不可或缺的、建设性的作用。

对处于形成和发育过程中的婴儿的运动功能来说,亲切的话语及动作的陪伴,比简单的运动激发更有效。它确保了孩子对自身整体性的感知,他能感觉和感受到父母存在的质感,依赖父母的肉体,这让他觉得安全。

这些早期出现的宝宝—父母之间身体和物理上的对话十分关键,对于我最近发起的精细运动功能和支撑走路临床工作组有着非凡的意义。它为我们关于成年人某些形式的过早慢性衰退,提供了反向思考的机会。

儿童运动功能发育参照标准

从出生至 6 个月左右

婴儿在出生时已具备了走路的早期反射。但是,这种交替的三屈反射不能支撑起婴儿的直立。此外,它在婴儿出生后近 3 个月时就会消失,婴儿的下肢在 12 个月以前不能很好地自如地支撑身体的重量。

在出生时,婴儿尚不具备脊柱弯曲。他的整条脊柱呈一个逗号的形状,椎弓的突起还不能承受身体的重量。在孩子最初的运动功能发育中,在重力作用和姿势肌的激发下,脊柱的弯曲才渐渐形成。

在最初的 6 个月里,宝宝不能自主调整姿态,而是完全仰赖于父母的抱持。在 7 个月时,其运动神经、感官、骨骼和关节发育成熟,为自身运动感官功能的转变阶段做准备。婴儿运动及感官的发育过程因个体而不同,大致如下:

第 1 个月时,轮流用一只手抓脚。

第 2 个月时,孩子将手指放进嘴里,试图吸吮拇指。

近 3 个月时,靠两只前臂支撑,俯卧,抬头向上伸展。脊柱的颈曲形成。

近 4 个月时,用腹部支撑,同一侧的手臂和腿弯曲。

近 5 个月时,面朝下俯卧的姿势,手臂和腿呈对角线位置弯曲(即对侧弯曲(如右臂/左腿)。

第 6 个月时,孩子的手、脚及身体的中轴肌张力协调性得到发展。开始可以保持坐着不动的姿势。

7 个月左右

孩子能自由地从仰卧姿势转换到俯卧姿势。通过这样的翻身动作,其运动功能的自主性有所体现。同时他也开始了对坐姿的尝试。

在这 7 个月中,抬头及寻求坐姿而引起的骨骼承重,导致了胎儿的原始脊柱弯曲发生了诸多调整。原始的脊柱颈曲停止发育。

8 个月左右

宝宝开始爬行,通过爬行移动开始空间上的探索。他开始利用坐姿来刺激和发展直立的能力,甚至在坐垫的帮助下坐着移动。

近 9 个月

孩子试着走路,但无法依靠自己的双腿做到自主的运动性的直立。最好的情况是,在父母的扶助下可以完成。但他仍然试图通过四肢着地,臀部翘起,头向下的姿势使身体保持垂直。脊柱背部弯曲出现,成形。

近 10 个月

孩子通常能四肢着地行走,并能保持坐姿。他能自己保持直立,并能支撑着家具移动。他发现了蹲的姿势。

近 11 个月

孩子能轻松地从蹲下的姿态转换成站姿。他还不能行走自如,但能支撑着家具或者由大人扶着,交替迈着小步子探索周围环境了。

近 12 个月

孩子开始以一种同侧行走的方式独立走路,即行走时身体从左至右或从右至左交替摇摆。其手臂的动作在两侧起到稳定身体的作用。

手臂此时还不会向前摆动。脊柱出现腰曲。他只有在大致接近 3 岁,即出生后第 4 个年头时,才能接近成人那样交替式行走。

在此期间,骨盆的前倾伴随着双足行走发育起来。事实上,对孩子来说,发展和习得成人走路的方式需要将近 4 年的时间。只有到了 7 岁时,孩子才能被认为拥有了与成年人相同的双足行走的方式,尽管他的心理运动功能和大脑可塑性已发展充分。

需要指出,成人的交替式行走,指的是上肢及下肢直径上相反的交叉运动。

当然,不是所有孩子的情况都完全遵循这个时间顺序,尽管他们最终都获得了正常的成人运动功能。某些孩子从坐到走的过程中"跳"过了某些步骤,父母没有操什么心。另外一些则直到 14 个月或 16 个月时才会走路,因此没必要比较自己孩子和邻居孩子的运动能力!相反,儿科和骨科方面的咨询,对于跟进孩子在学会走路前的发育进度是不可或缺的。

幼儿如何感知走路

在4~12个月期间,对于孩子来说,寻求自由自主的运动功能的时间来到了。这段时期称为过渡时期。运动功能和心理同步发育成熟。

我们已看到,每个孩子会尽可能地发展他的运动功能,首先通过体验和重复初期的系统发育动作,然后尝试直立,从开始爬行到四肢着地移动,最后到坐姿的维持。在这期间,他的运动功能每天都在其与亲人的重复互动中一点一点形成:被抱着时,换衣服时,洗漱、洗澡时。

当父母在孩子保持垂直过程中起到很好的作用,并托抱住孩子的臀部时,孩子不仅能从父母的站立中体验到其直立的状态,而且还能在移动过程中感知。他能模糊地体验到走路及直立的感觉,而此时他已把它纳入自己的经验之中。也是在同一时期,他越来越希望离开父母的怀抱,来体验自己的运动性和自主性。

在近12个月时,当孩子独立发现了自己的走路方式,迈出属于自己的第一步时,事情开始变得复杂起来。父母们开始担忧,孩子摔倒或者在家里发生意外的风险是真实存在的。因此对于孩子来说,这是一项重要、困难和危险的体验,其中存在的偶然因素,以及时常被阻止,还有亲人的担忧,使走路这件事变得复杂。这实际上是一种纯创造性的、个人的行为,一项独特的、需要不断尝试更新的体验,从而使他能自发、安全地完成这个动作,使其得到重复和发展。

尽管今天我们知道了孩子拥有镜像神经器官,使他在早期就能整合、模仿成人的运动功能，但这种自动学习的复杂性在于，它并不完全受成人的引导。父母无法发现和察觉宝宝在 8~20 个月期间，他的神经感官运动功能所经受的考验。对于周围亲近的人来说，他们所看到的，和实际发生在孩子身上的，为能够直立而需要付出的努力和方法有着很大的出入。

直立对于孩子来说并非自然而然的事，因为在骨骼和关节方面，他的下肢并非天生就能稳固可靠地为直立提供支撑。宝宝的下肢完全处于内翻足的状态中（参见"幸运卢克"），而成年人的下肢处于一种几乎相反的垂直状态，在生理学上称为外翻，且一定是女性更为明显。这种股骨、胫骨和膝盖的骨轴重塑，在从孩子出生到 7 岁之间进行，直到其下肢获得接近垂直的状态。

因此，从出生到大约 7 岁，孩子一直在经历各种各样的垂直状态，这迫使他需要获得神经和运动方面极大的可塑性，从而来适应这种情况。在运动方面，反复的体验，包括摔跤，对于孩子来说是获得运动能力的保障。以成人的高度看来，是孩子站直了，然后会走路了。孩子的直立即意味系统发育正常，这使大人放心。家里人都很满意，因为他在这个年龄学会走路实属正常，甚至还提前了些。

就这样，通过直立和行走，孩子径直进入了社会标准的范畴。然而，他并不是学会了走路，没有一个大人教过他怎样走路。需要等到他能够独立迈出连续的 7 步，儿科医生才能认为他是一个能够行走的人了。

没有人教过我们如何走路

我们中没有人是通过学习学会独自走路的！因此，孩子走路是自学的。他通过自己的双脚、手臂、比身体其他部位更沉的脑袋、坐垫、双眼和周围的一切事物，学会了走路。孩子还通过一种微妙的模仿过程学习。

他走得怎么样？是好是坏？这在一开始是看不出的。在托儿所或幼儿园，人们开始观察到孩子们姿态动作的不同之处，但无法表达或是形容。而对于教育者们来说，则能够通过这些不同之处心中暗自辨认出他们。在操场上或是幼儿园门口，每个人都能通过动作、走路或者说是步态、手臂的摆动、奔跑的方式，或是相反的过于文静、移动困难等特质，认出自己的孩子。

而不可见的，则是孩子体验和建立自己日常运动功能方式，以及走路，继而跑步，其原始运动"冲动"的来源。孩子为找到垂直的张力所做的一切，是所有人肉眼所无法看见的。

当孩子形成自己走路的动作体系时，他通过一种原始运动动力（或冲动）来支配自己的动作。这种原始的推动力精细而微妙，能在身体一些完全意想不到的部位产生，它随后会带动起一系列复杂的协调、动作及反射。这就是走路这种完全个人、个体的创造性行为的独特之处。因此，孩子可以通过眼睛、膝盖、腹部或是骨盆产生他的原始动力，由此来感觉是否存在垂直的力量。

运动行为的发起、张力的引发以及活力的产生是个体的、无意识的。这些过程随着时间的推移而发展，但更常有的情况是,它们在人体内留下印记,如同一种感官运动的签名,使个体在一生中,其存在的状态、步态及生命的澎湃变得人格化。而一个人姿态的特质也是如此,例如他动作开始的方式,或者等待的姿势,又或是相反的主动去做事的方式。总体来说,随着年龄和生理或心理创伤的演变,姿态的特质变得更为复杂,并会引发动态和静态平衡方面的疾病和干扰。它处于我们肉体的最深最隐秘的中心,在这里产生了走路这一行为的运动瞬间。在必要的情况下,我们可以通过姿态的特质观察到运动、肌肉骨骼和情感心理方面存在的紊乱。

情感如何对孩子的运动功能产生影响:模仿症状

模仿症状可能出现在孩子的运动功能、情感及图像识别的建立过程中。

所有的孩子都喜欢乔装打扮。他们在朋友的生日宴会上穿上王子或者公主的衣服。这么做的时候,他们实际上是在模仿一个心目中珍贵的存在,就像是理想化的自己。

模仿,即是复制,变得和别人一样,这个别人是谁并不重要。它不会将主体带入时间范畴或是涉及自身的物质性。相反地,模仿意味着与他人融为一体,达到看不见自己的程度。在某些动物种族中,它能够从捕食者那里保护自己,一旦觉察到危险,模仿的程序便会启动。

某些没有安全感的孩子选择以别人的样子生存。为了达到这个目的,他们在神经学能力的帮助下,效仿自己喜爱的人的姿态,模仿其走路或者其他的动作,他们模仿的对象通常会是一个理想化了的成人。他们采用别人的外表和步伐,而不是自己的！这种症状如果长期持续,可能会变得严重。它可能导致孩子,继而是成人,无意识地使用错误的姿态,或者说使用感官运动系统的"错误路径",而这点很少被提及。以我的观点看来,它涉及一种对"原始假我"的过早的模仿。

然而,对于一个以他人的步调活着的人,其存在的后果是可预见的！作为父母,我们应该保持关注和警惕,以防止自己的孩子试图反复地模仿别人。为此,我们应该鼓励孩子们只做自己,无论需要多少时间,都要在这一点上给他们以支持。

苔丝和吉娜的故事,能够生动地说明孩子与周围人的情感在运动及生命力方面互动的重要性。

苔丝和吉娜是英国人,二月初来我这里就诊。她们10个月大,是双胞胎姐妹。当然,她们是由母亲和外婆带来的。她们的外婆是我的患者之一。会诊在英国进行。她们4个人是一起来的,为了双胞胎之一的苔丝。她和吉娜都是31周出生的早产儿。她们在伦敦的妇产医院通过剖宫产出生,和她们的哥哥和姐姐一样。分娩是由葡萄球菌感染引起的先兆子痫引发的。为她们哺乳变得不可能,因为她们被安置在新生儿的重症监护室,苔丝在那儿待了2个星期,吉娜待了8天。出生时姐姐吉娜重1.7千克,妹妹苔丝重1.1千克。

母亲和外婆坐在我对面。一人膝上抱着一个孩子。她们像回声般轮流向我讲述苔丝的情况。她们认为小姑娘情况不好。她没有以正确的方式来到世上,这是个缺乏生机的小女孩,她的运动功能被减弱了。

苔丝有排便问题,大便非常硬。然后,她经常哭,从来不笑,永远在寻求大人的怀抱,蜷在里面,似乎为了保护自己。苔丝总是发出一种焦虑的小小的啼哭声,和她声音响亮的姐姐吉娜完全不同。她总是一副严肃的神情,呆呆地看着周围的人。这个孩子,两位女士在描述苔丝时说道,看上去并不是那么充满生气,和她的姐姐不一样。一个好动,一个不动。每个句子都强调"和她姐姐那样"。

她们的妈妈和外婆列了一份(长长的)对比清单,从形式和内容上,比较两姐妹能力上的不同。她们担忧的是,苔丝和吉娜不一样。因为吉娜一切都好,情况不好的是苔丝。她们的担忧看起来根深蒂固;她们怀着沉痛的心情,给小苔丝下了定论。

我此刻听到的,正是在某些家庭中,常常可以听到的这类关于一些人的主观评论。好的和坏的/健康的和生病的/好的和没那么好的,这些个人评价过早地、不合时宜地在兄弟姐妹中传开来。小苔丝身上已经被贴上了"输在起跑线上"的标签了。

这一切是我从两位女士话语的细微之处,从她们字面上的意思和言下之意中,很快地感受到的。两位大人在叙述时,苔丝蓝色的眼睛呆滞着,面无表情。

母亲和外婆用她们的方式,请我治好苔丝的迟钝,让她或者能够成为"像姐姐那样"。我建议在大诊疗台上为她做检查,这样她能与妈妈肩膀靠着肩膀。我请苔丝和她妈妈躺下,通过接触她的脚为她检查,和对待成人时一样。我记得当时大概是这样对她说的:"你好呀,苔丝。我叫雅克。如果你同意的话,我会给你做检查,和你妈妈一起看看不好的地方和好的地方。我会检查你的腿、你的骨盆、你的小脚、你的背、你的胸、然后是脑袋和脖子……"我每做一个动作都会向苔丝解释。

这个孩子并不胆小，并不害怕和妈妈分开一会儿。她甚至接受我把她抱在怀里做检查。

在和苔丝的继续接触中，我感觉她非常专注，注意力集中在我的动作和说出的话之间的联系上。苔丝不紧张，不害怕，也没有显得很有戒心。我认为她有着很好的肌肉张力和非常好的运动功能。

把孩子抱在怀里，我告诉她妈妈可以怎样抱着孩子，托住臀部，以确保她能很好地直起身体，也能够帮助苔丝感觉到基本的安全感。

治疗大约持续了20分钟。我托着苔丝的臀部抱着她，面对她的姐姐吉娜和两个大人，特别对着两个大人，我说道："苔丝很好，非常好，有很好的生命力。这是个温柔敏感的小姑娘，多半和吉娜不一样。在她身上我没有发现什么需要担心的地方，这可能对你们来说有些困难，但你们需要做到不再比较不能比较的，就是苔丝和吉娜。这就像比较金发和棕发一样！苔丝能够感觉到你们的焦虑，这会对她有所影响，以至于她使你们的担忧上演，就像她自己在表演一样。她以自己的方式把它们戏剧化，就像照镜子。而你们所有的人都参与其中。苔丝表现她应该表现出的样子，就是不像吉娜，运动功能和姐姐不一样。我提议半年后我们再见。当然如果苔丝有问题的话，你们可以打电话给我。再见苔丝，再见女士们，再见吉娜。"

昨天我再次见到了苔丝的外婆。现在是四月份了。她对我说了下面一番话："我不知道发生了什么，但是在拜访你过后的第二天，一切都好转了；苔丝找回了活力，她排便正常了，会笑了，会正常地动来动去。"

"事实上,我在为您的外孙女诊断时,在苔丝的默契参与下,对在场的 4 个人都做了诊断。大家的成功,在于打断了这一可怕的连锁反应,正是它对苔丝的运动功能产生了负面和痛苦的影响,并对她造成了心理运动学方面的损害。苔丝不再是令人担忧的孩子,也不用面对大人的悲哀和无力感。苔丝的母亲找回了活力,对您的外孙女是一种支持,同时她的重焕生机又给周围的人带去了活力。"

我对苔丝的外婆,艾米所接受的使她得以缓解的治疗只字未提。简单地说,这种"前转移"在苔丝的预先治疗中起了非常积极的作用。这场治疗显示了一种特殊的临床状况,它在普通一些的、没有那么戏剧性的治疗案例中不会展现出来。然而,我们得承认这个孩子的心理运动功能确实受到了周围最亲近之人情感上的影响,起初是负面的,然后转变为积极的。

成人的行走：考古学意义上的探索

为了对走路紊乱问题的整体构成情况有所了解,我们不可避免地需要观察原始动力的部位来源。这一动力学方面的诊断,其重要性在于对一些简单动作的生物动力学病理的理解。符合这一情况的可能是个艺术家或者工人;当动作运用不当时,他可能会受伤,可能工作成果不尽如人意,也可能两者皆有。这规则对于走路同样适用。

因此,我们不可避免地需要学会定位每个患者整体上的或专门存在于走路方面的紊乱问题(如果存在的话),进而找到其来源,也就是说,其细微的初始源头和病理结构是如何形成的。成年人类的走路是个人化的。我们中的每个人都可以通过走路的样子认出某个亲戚。我们甚至可以通过一个成人的步态辨认其性别,男性和女性有着不同的运动功能。

我们双足直立行走,可以追溯到500万年前。企鹅在这方面与我们有着相同的进化,它是唯一一个和人类一样,上半身挺直,用演变成下肢的后肢走路的物种。

走路在人的一生中会经历许多变化,一方面,这些变化主要与平常的意外状况有关,如摔倒、扭伤、骨折,及运动器官疾病;另一方面,与生活条件和文化有关,即与我们工作时使用的姿势,生活关系和压力带来的影响,身体的抑制作用,使用身体时的保养程度,城市或乡村的现代社会的移动方式等有关。

从我们寻求直立和自主性的那一刻起,走路也在连续不断地经受着重塑和变化。平时,我们几乎不会意识到自己走路和移动的细微改变,除非突然间出了问题。而正是这些变化的复杂之处,使诊疗的案例变得丰富。

这种丰富还来源于对人体及运动功能变化历史的解读与观察。实际上,研究一个成年人的走路,等同于进行某种考古研究,需要同时从其个人、家庭、文化及社会方面,挖掘其运动功能发展的历史,和对身体产生的影响。

人类的走路处于持续的自我调节中,因此,它也受到我们感官能力与资质的影响。听觉、视觉及本体感觉方面的感官疾病,直接影响到我们的运动功能,且主要影响走路的平衡性。

当感官方面出现延迟时,它便成了影响运动功能的主要因素。然而,本体感受的存在和意识的发展能够从人体获得新的能力，很快填充和弥补最弱的感官缺陷。我特别想到那些双目失明的患者。对于他们来说，其本体感觉的发展，和支撑走路相关的活动，就好像为他们的双脚加上了"眼睛"。而那些听力不好的人，对于空间的感知力非常弱。他们听不到生活环境中日常的声响，无法以此标记空间，因此，他们对于空间平衡感的控制就不那么可靠。能够使他们拥有更好的本体感觉，培养空间体感，从而保障自身的平衡，这是非常基本关键的一点。随着时间的推移，从儿童到老人，我们走路的运动功能也在演化、改变。它与我们的身体能力相适应，回应着我们社会生活、身体、情感及物理方面的需求。

成人的健康行走与本体感觉项目，旨在保护、维系一个自主、可靠的运动功能；这个项目为生理与心理上的活力提供支持，使其尽可能长久地达到人体所能达到的极限。

走路相关的诊疗

通过参加走路相关的诊疗，一些父母及祖父母可以学会如何预先发现孩子在走路中出现的一些基本的问题，从而从自身角度出发，来协助这项日常的"运动教学"。

对于走路的诊断性分析，其过程应该是亲切、鼓励性质的，因为接下来会涉及"教学"的提出，以及这项特殊运动功能的新项目在日常生活中的开展；这个步骤需要患者的信心和认同。

当然，有些专业人士仍然认为和确信走路不能在根本上被改变及重塑。从他们的认知角度出发，他们是有理由这样认为的。然而，经过多年的实践，及一些特定实验计划的实施,我的经验使我确信,这种重塑在任何年龄段,都具有非常好的效果。反过来说,这种特殊的治疗需要拥有临床能力,一种对形式和本质上的了解。这种能力并不是一蹴而就的。

为了展示这种对成人的支持和陪伴是如何实践的,我在这里选择了玛丽,请她来见证与分享关于支撑走路法的亲身体会。以下是她的亲述,我并未参与其中。在此对她表示感谢。

"祝您健康!"

我今年 64 岁,从 18 岁开始,我承受着背部的疼痛。我接受过几次手术,但都不是很成功,尤其是一次骨骼手术后,我开始长期出入专门缓解疼痛的诊所。那里的一位医生用某些药物和方法,调制出一种小药剂来为我缓解疼痛。

渐渐地,可能由于各种各样的损伤,没有什么明显的原因,这种治疗不再顶用了。我尝试了许许多多不同的方法:针灸、指压按摩、顺势疗法、运动疗法、骨疗……我都记不全了!

一天,一位要好的女性朋友向我推荐了一位治疗走路问题的整骨专家。确实,如果我走太多路,或是做太多运动,就会筋疲力尽。

我们见了面,这位医生在检查的时候对我说,根据他之前的经验,我走路方面的不协调性很大程度上解释了我静止及用力时感觉到的疼痛。终于有个人不再和我说,这是我的问题,或者都是我自己臆想出来的,只要多锻炼锻炼就行了。

是的,但从我的角度来说,我觉得学习走路漫长又困难。无论如何,婴儿要学 1 年,而我,鉴于我的习惯至少 50 年前就养成了，我不大相信能成功。更不要说我既不灵活也没有天分，很多次我们都需要反复地从零重新开始，才能使身体能融会贯通，达到要求。我觉得自己很笨拙。幸运的是，这位医生十分耐心。我向他倾吐了不少关于我受的创伤，身体上的还有别的方面，他始终耐心倾听，显得谨慎理智。

我说"我们"，是因为我的每一步都有他的陪伴。身体上说，他握着我的手（字面意义），还有精神层面，他时常逗我，我虽然忍受着疼痛，但是也能被逗笑。他还让我知道了凡事要看的"轻一些"，首先就是我的身体，即便有些事情真的很悲剧！

我想我终于明白了，这是一个关于整体的问题（全体论？），但必然是从脚先开始的。当我最终能更好地走路了：我觉得自己更轻盈了（虽然我体重超标），我想唱歌、跳舞、体验生活，特别是自己慢慢从 A 处挪到 B 处。不幸的是，我还不能做得太好，有时候疼痛还是会占上风。但我会成功，因为我明白，这种对于力量的重新平衡及重新定向的工作，对我来说至关重要。

我离开的时候，他用力地与我握了握手，说道："愿您健康！"我觉得他礼貌热情，同时狡黠聪明，即使这些特质之间并不是不相容的。

作为一个语言学家，我把每个词都看作承载病痛的矢量，反之亦然，好些年后，我才恍然大悟！我绝对不是个急性子。

那些年里，我弯下脊背，闭上双眼；沉浸在自己是受害者的角色里，而我的身体就是刽子手，还有其他所有一切仿佛是我刻意找来的施虐者。

"愿您健康"其字面意思为"好好地支撑您自己"（Portez-vous bien！），它所引申的：

Porter 支撑，承担。

Porte 承担。

Comporter 包容（我表现得像个傻瓜时就需要这个词了。）

Apporter 带来，负担着。

当我弯下脊背时，我承受着痛苦，当走路或者筋疲力尽的时候，背部疼痛难忍。

当我直起身子，我感觉好多了（字面意思：我能更好地支撑自己）。

忍受 ≠ 承担

负载、沉重 ≠ 施动者，前进，积极，承担，负担。

顺便提一句，在英文中，"porter"对应的词为 to carry，在这种情况下完全不能表现其包含的意思。但是，"continuer"（继续）英文说"carry on"。这令人玩味。

Fardeua 负担：我的肩头重重地压着一个负担，它令我变得沉重，窒息，阻碍我思考，走路，处理问题，前进。

没有人来卸下我的负担（比如这是我妈妈的错，是我妈妈的妈妈的错，诸如此类）！但是如果我能够"好好支撑自己"，就能好好"支撑"这个负担。

为了能好好地支撑这个负担，我做了 10 年的精神分析治疗,所得到的结果不过是毁了自己,因为我不能好好地支撑自己。啊,这个可恶的恶性循环!

如果我不能好好地支撑自己,又怎么能负担起任何东西呢?好好地支撑您自己(愿您健康),他如是说。

是啊,如果我能走路——前进,向前走,像个活跃的演员,而不是快要死掉的演员或者坐着的观众——我就能够以一种充满活力的方式支撑起这个负担,而不是被它的重量压垮。

最近的 2011 年地震过后,在新西兰的基督城,那里的居民面临着土壤液化问题……淤泥使得人们无从下脚,无法进行重建工作,无法前进,城市的一部分被遗弃,渐渐消失。我在日常生活中也有与之相同的感受。

所以,为了能够前进,我需要改变身体的重心:到目前为止,它都在头部,肩膀,而不是在腹部(这里有的是担忧)和双腿。

现在我的双腿、双脚和重心,它们解放了我的肩膀和脑袋,我走路时有一种飞翔、跳舞的感觉,简而言之,一种乐观的心理,使我能够将先前那个"背着十字架"的受害者形象远远地抛开。

得了吧,只要看看阿特拉斯(Atlas)的脑袋就知道了!他走路了吗?没有,他被永远地困住了,这个傻瓜。如果他能走路,他就能和我一样,走到天涯海角!

他建议我把我们所做的努力,以及所带来的成果用文字记录下来。回答是："我好多了,谢谢。"门是敞开着的,我无需被迫停滞不前,被身上的负担压垮,我可以走出去,去做许许多多让我觉得高兴的,能带给我幸福的事情。

我重申:这不是心理作用,哇!我的负担没有改变,也不会改变,但是,我用一种能够前进的方式支撑着它。

我们察觉不到自己并没有好好地走路

普通的走路,非健康的走路,在绝大多数患者中很常见。当原始动力并没有从身体的正确部位,即正确的那只脚产生时,在某些非常具体的情况下(我将会深入阐述),它就成了骨骼潜在的致病因素。不健康的走路是不会被感觉到的。人们只是承受而已。人体的神经系统并不能自发地拥有良好的本体感受来告诉我们,使我们意识到姿势方面存在的或大或小的不协调问题。同样,人类神经系统反射疼痛的传感渠道,反馈给我们的信息十分不平衡,因主体而异。

这些神经学论据,正说明了一位保健医生存在的主要原因。他训练有素,对走路进行临床分析,对本体感觉的作用十分敏感,以此来着手协助支撑走路法的开展。此间种种,都需要保健医生有亲身体会。在这种专业度很高的医学背景下,他需要被引导、协助,方能实现对一个流畅稳定的运动功能的评估及重塑。

在经过训练后,保健医生能够观察到许多人走路过程中的不正常之处。例如,骨盆在躯体及腹部前方;一边的手臂不再摆动,"黏"在身体上;后脚跟着地时发出夸张的响声;身体及两只手臂在移动时僵直不动。

在写下这几行字的时候，我想到一个有经验的编舞都能做这样的观察。而令人印象深刻的是，人可以在这么多年里只用身体的一侧支撑和承重而不自知，就因为无法感觉到。

我们来具体谈谈，什么样的走路是不健康的。对于懂得观察的人来说，它意味着，在走路过程中整体的动作由于以下初级运动机制而变得不协调：

- 当原始冲动产生于膝盖时。
- 或产生于骨盆或髋骨时。
- 当其始发于腹部区域时。
- 如果原始冲动产生于胸部或是一侧肩膀。
- 或者产生于头颈部及眼部。
- 当原始冲动产生于向前迈出的脚后跟着地时。
- 当骨盆未得到基底张力的维持或支撑时。
- 当脊柱存在两侧摆动情况时。
- 当腹部基底张力未被激发或缺失时。
- 当走路时缺乏手部动作时。

承重不良的走路表现在，即使是一个体重很轻的人，也会有负担、沉重的感觉，这种感觉由身体的整体肌肉张力转换而来。它与有着良好承重的走路所带来的轻盈感相反。

那么，怎么样能确保走路有承重良好的感觉呢？传统意义上说，直到负重感消失后，才能有轻盈的感觉……

肌肉骨骼疾病首先是这些初始紊乱带来的后果，紧接着，不正常的走路很快便会成为关节微小损伤的主要来源，并且这种情况会一直重复。

一些著名的例子可以阐释这些功能障碍，最有名的就是查理·卓别林扮演的夏洛（Charlot）。还有一些平凡的、不那么有名的人，我们可以在街头巷尾遇到，他们的运动功能状态也着实让人吃惊。

我想谈谈那些通常称为"圣洗池里的青蛙"的年迈虔诚的妇女，她们那种迈着小步的、弯下身体的走路方式；这些另一个时代的女性正在逐渐消失，她们大多来自外省，寡居，展现出一种过度的虔诚，大部分的时间都在教堂，或是教堂附近度过，常常是信徒们前来祷告或冥想的时候。

这些女性特殊的运动功能所产生的姿势，展现了精神约束对她们的身体及实体性所产生的结构性影响。负罪感带来的精神文化上的重压，对教会的臣服，以及她们的虔诚对她们的心理产生了如此大的影响，以至于不由自主地要弯下腰来，引申义与字面意义上的，也就是身体上的弯腰。她们迈着小碎步，弓着腰，握着双手，低着的头永远倾向一侧。这个例子表明，我们的运动和姿势的状态，正是我们内心的缩影！

更通常的情况，成年人走路可见的第一个异常，体现在一种普遍的走路动作上，该动作没有从正确的脚部发动，无法支撑整个身体。于是身体的整个运动被补偿性的反向动作所禁锢、限制了。以上清楚地解释了动作顺序功能慢性病理学原理，如某些腰痛、膝痛或肩周炎，更不用提许多的下肢及脚部的疾病。我们动作、走路、姿势的不协调，日复一日，将会导致骨骼关节构造的病理性重塑。

自我的另一种状态

支撑走路，是指在走路过程中人感觉从脚到头被良好地

"支撑着"，处于一种流畅的、舞步般的运动中，如同爵士舞般轻轻摇摆。因此这是一种令人赏心悦目的运动。处于这种精确的，从正确部位发动的运动中时，人的状态会有极大的改观，具体表现在：

· 抬起目光，远视前方。

· 能十分清楚地观察周围环境。

· 移动的过程看起来非常轻盈。

· 负面想法，过度心理化似乎是不可能的，思索变得协调。

· 可以从他身上观察到其身体的整体运动，各个层面都非常协调。

我可以用仿佛找到了在行走和生活中的"另一个自己"，来对以上的描述做一个补充。

这种被良好地支撑着的情况，其有利之处在于，这种感觉并不指向任何画面，或是陈词滥调。它就像一种个人的经历，一种体验，一种存在及自我的轻盈感。这样一种良好的运动感观体验，令人不禁想要重温和寻回。

经历过支撑走路后，人的自身会产生一种充满活力的感觉，感受到全身的张力，一种整体感。就个人而言，它每次都让我回想起第一次滑雪、骑马、冲浪的经历感受。在之后的几年里，我一直保留着这种感受，好似已与它们融合为一体。学习骑自行车也能使我们有相同的身体感受，因为我们的身体保留了记忆，记住了通过掌握车把手的动作，保持两个轮子的平衡，通过踩踏或者刹车，或快或慢，来控制这种平衡的体验。伴随着这种本质上十分有益处的习得过程，只要一旦有了体验，我们也可以很容易地将上面提到的相同的经验适用在支撑走路上。

新的走路方式的运动记忆，来自于身体的经验，不断重复，直到完全融入本体感觉之中。我在从事保健工作时，每天都长时间保持站立的姿势。如果没有获得这种动力学及静态方面的轻盈感，我想我会被日常的劳累压垮，这实在是难得一见的情况。

与许许多多患者们一同开展这项工作的经历，使我发现了这种运动的活力能激发和支持精神上的生命力。这种从身体到心理的活力转换，为我的保健工作提供了思考的素材，就像人们常说的"为研磨带来谷粒"，同时也向我敞开了精神与身体医学领域研究的大门，使我能与其他的保健专家共同分享这些激动人心又细致入微的研究。

不朽的格拉迪娃（Gradiva）支撑走路的运动

七月的一个星期天，在巴黎的卢森堡公园，我凝神观察各年龄段和性别的国人们，观察他们的走路及直立情况；此刻每一个人姿势的感觉于形体上自然而然地传达到我这里，轻盈凉快的穿着，一目了然，就像是一种全新的感知。我想："人类身上最令我动容的，也许就是这种优雅了，它存在，被人类表现出来，被我目睹。它由人类的动作及身体构造所承载着。这种优雅，即是此刻、此人在世间存在的一种状态。"

恍惚间，格拉迪娃的形象在我脑中与这种感知形成了共鸣。

格拉迪娃是公元二世纪的罗马大理石浮雕，先因作家威廉·詹森（Wilhelm Jesen），后因西格蒙德·弗洛伊德（Sigmund Freud）而闻名，它象征了"支撑走路"这种运动。

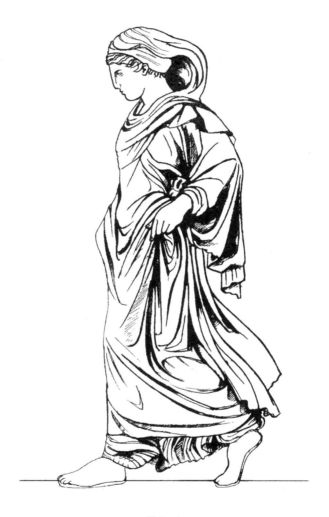

图 1-1

格拉迪娃浮雕

　　这座浮雕同时展现了支撑走路的模型与基底。而我需要很仔细地审视自己的潜意识,来理解这件作品与我自身经历的本质联系是什么。我用了 50 年来理解身体,来与自己的身体达到完全契合的状态,来发现和感知自身直立的力量,来感受身心一体的感觉。为此,我借助了许多途径:治疗患者,有了孩子,做长期的精神分析,在触觉疗法方面培养自己,指导和传授,成为雕塑家,富有生命力地生活着,并一直保持这种活力,用写作来衡量自己。

　　所有这些都是同时进行的。

　　格拉迪娃的浮雕象征着这属于个人的、原始的心路历程。这件雕刻作品动了起来,它的身体被赋予了血肉,它活了,成为了一个人,先后出现在詹森和弗洛伊德的作品中;她在时间长河中缓步前行,最终来到了这本书里。它在这 3 本书里的每一次出现都运用了它最原始的方式,即人类最初生命的支撑点。这种对古老的探索,正是存在于所有人类身上的,肉体的诞生及欲望的维持,对能量和生命力的承载。

　　生命的动力及欲望存在着,如果能不断地从自身的状态中获得支持,它就能够使人和谐地生活在自身的轻盈中。这种状态存在于对自身,"我"的生命力的感知。这场身体和运动功能的考古学之旅,是我自身经历的阿里阿德涅之线;对这本书来说亦是如此。

第二章

支撑走路的科学

在医学界，对患者进行检查时，通常都会要求患者站着或是躺下。在进行整骨疗法、风湿疾病、矫形治疗、康复训练方面的诊疗时，往往与主体的实际个体运动能力的整体表现相脱离。因此，对这些功能性疾病的观察和思考远离了动力学及姿态方面的考虑。

如此一来，当患者离开诊所后，他就会重拾其姿态和动力学方面的习惯，医生在观察中遗漏的某些无意识的运动紊乱问题便会重新出现。然而，我们很大一部分的日常动作姿势，都可能成为人体工学和动力学方面的疾病来源。

在现代医学中，当患者一旦在日常生活中，在最平常的生活情境中重新"掌握"运动功能以后，我们应对其行为有所思考。当他独自处于日常生活或工作状态时，在他身上会发生什么，他的姿态动作又会变得如何呢？

我想起，在进行医疗及辅助医疗诊断时，患者是站着或躺着的；最好的情况是走动几步，但这样并不能，或罕少能够对其日常的走路情况进行分析。

改变习惯，请患者们当面做一些最简单的姿态动作，如走路、弯腰或是坐下，对于医生们来说是可行的。这能使我们发现患者错误的姿态。但是，这首先要求对人体的运动功能感兴趣，而这种情况在当今医学界少之又少。

在姿态学方面受过最好的训练，并在本体感觉方面受过启蒙的足病学家们，通过电子传感器传送的方法来分析动作的姿态平衡。这些电子传感器连接着计算机，通过计算机软件对足底受力产生的控制姿态平衡的微妙变化进行分析。然而这些方法很少能为我们提供关于走路的生物动力学紊乱方面的成因，也无法提供主体发动走路这个动作的起始部位的相关信息。所以，请患者们动起来大有益处！

对于许多医疗机构来说，这种得以真正重塑走路的新方法，从其治疗结果来看可谓一大进步。其主要成果如下。

该方法能预防老年人摔倒及丧失平衡能力

对于有可能丧失自主行动能力的老年人，其走路的主要特征为：

- ·走路缓慢、犹豫，迈步小。
- ·有低头走路的趋势。
- ·步伐长度缩短。
- ·在室外行走时速度减慢。
- ·常常保持恒定的行走速度。
- ·两只脚受力时间变长。
- ·以最小限度抬脚有困难。
- ·站立或行走时，双脚间距变大。
- ·缺乏手臂摆动，手臂紧贴身体。

- 双脚缺乏推动力,呈平置状态。
- 走路动作僵硬,不稳。
- 行走轨迹不明确。
- 迈出第一步时,步伐存在明显的不稳定性。
- 拐弯,转身时非常不稳,缺乏协调性。
- 肌肉力量衰弱,关节僵硬限制了动作幅度。
- 时常保持坐姿,有效的走路时间缩短。

上述症状都表明了老年人在人体结构学能力和行走功能方面的衰退,而其本体感觉和运动感官系统的衰减,感知活动和行动欲望的减退更加剧了这种衰退。身体的惯性很快会产生丧失运动经验的情况,起身、迈步、拐弯时摔倒的风险也切实存在。

根据数据显示,摔倒已成为了公共的安全问题,特别是在法国。2011 年,法国和爱尔兰成为了欧洲出生率最高的国家。而据法国国家统计与经济研究所(INSEE)统计,法国也是欧洲诸国中人均寿命最长的国家:女性为 84.8 岁,男性为 78.2 岁。在法国,如众所见,老年人数量增加,因此从比例上看,因摔倒而造成死亡的概率也有所增加。2008 年,据世界卫生组织和全国保健及医学研究所(L'Inserm)数据显示,在法国,各年龄段由于各种原因摔倒而导致的死亡有 9412 例。

从更广泛的意义上说,数据显示,在全世界范围内,摔倒成为了日常生活中导致死亡的意外创伤事故产生的头号原因。在 65 岁以上的人群中每 3 人就有 1 例。在 75 岁以上的人群中,摔倒成为了最致命的杀手。

在 78% 的例子中,在家中摔倒是意外受创的首要原因。在 41% 的例子中,大部分摔倒都会导致下肢骨折,这有可能是致命的,比如股骨颈折断的情况(资料来源:《流行病学周刊》)。

　　这些数据能够帮助我们更好地理解,在我们所谓的现代社会,预防老年人摔倒已刻不容缓。

　　在成年人身上,通过支撑走路法,对走路进行感觉运动方面的重塑,在排除了与渐进性的中枢神经系统疾病有关的情况下(如帕金森和老年痴呆症),能使我们分析某些重复出现的摔倒的发动机制,并对其进行纠正。

　　除了一些极端的例子以外,摔倒通常与功能、本体感觉和感觉器官紊乱有关,我们必须知道如何提前诊断。

　　对于"摔倒者"来说,这种通过支撑走路法进行的针对走路的治疗方法十分有效和安全,只要使患者加入这项旨在培养其本体感觉的项目,并能在生活中的任何情况下予以延续。

　　要预防摔倒,并不存在某种单一的有效的方法。更具体地说,对风险及反复摔倒进行情况及状况分析,无论是室内室外,对于建立一个良好的实用、具体、个人三者兼顾的预防策略来说不可或缺。

　　在这个意义上,对于摔倒的预防需要运用到大量的、与神经感官激发相关的护理规范和章程,这些规范和章程需要被理解与掌握。

　　因此,为了保证患者达到良好的治疗效果,不可避免地需要由经认可的医生团队事先进行诊断性研究。我要表达的是,对于每位患者来说,要结合其家族信息,以及神经科、老年病、骨科、整骨及功能训练医生们的共同努力。

　　了解患者神经学方面的能力,正是为了确保能够对其进行保护,以及在有需要的情况下,使他能够接受最好的护理规范及高度专业的医疗服务。

在当下,有众多严重的中枢神经疾病的老年患者,如帕金森病,或是小脑多发性硬化疾病的晚期形式,无法受惠于这个神经感官运动功能的重塑项目。正是出于上述考虑,并且为了患者谨慎起见,我希望能够给支撑走路划定明确的界限,使有需要的人能从中受益。

在实际操作中,走路的重塑适用于所有年龄段的走路紊乱问题,或是患有肌肉骨骼器官疾病而容易摔跤的患者,无论是否接受过手术,他们通称为功能性疾病患者。

对于摔倒的预防,得益于支撑走路法,以及本体意识的发展。这种预防面向所有的非病理"易摔患者";尤其当摔倒重复性地或是过早地出现在一个人的生活中时。

教会婴幼儿如何健康地走路

父母和家庭成员总是担心婴幼儿的运动能力——这是合理的。这就是为什么自孩子出生起,儿科医生及助产士必不可少的原因。然而,当孩子"预备走路"时,所有人都忧心忡忡。此时,如果家庭成员担心,建议父母可以走访有资质的整骨医生,寻求诊断和治疗。

在这一点上,对婴儿来说,在他迈出人生第一步之前,对其进行精细运动功能的检查和治疗发挥着基础性作用。虽然人类婴幼儿运动能力的发展有着系统发育性质,其动力运动功能的形成是非常个人化的。

事实上,帮助父母通过最为精细微妙的运动功能游戏与孩子沟通,帮助孩子在学会走路前发展和谐的运动能力,使他最终能依靠自己更好地完成动力学直立的发育,这是一件非常振奋人心的事。

不要忘记,孩子从出生起就拥有很强的大脑可塑性及镜像神经系统,以进行姿态识别,它能够在神经学意义上,使婴儿记住父母的运动行为及姿态所表达的意图。

对于已经能走路的孩子而言,确切地说,对其进行支撑走路的"教育",在五六岁前几乎是不可能的,因为这需要他在父母在场的情况下,自身也能积极自愿地参与进去。在5岁以前,排除特殊情况,能够调动起孩子集中注意力进行这样的学习是十分困难且罕见的。相反地,从5岁开始,父母其中一方的参与是调动孩子意愿的基础,因为对亲近之人的移情作用,孩子总能模糊感受到学习一个正确姿势的感觉与目的。他总是愿意与父母一方或是双方玩游戏。而医生需要做的,只是促进这种关系的形成,使大人与孩子在玩乐的过程中都能受益。

然而时间并不宽裕,因为从7岁开始,孩子的走路常常会出现某些紊乱和失调,并且有固定下来的趋势,例如缺乏手臂摆动,或是呈现完全侧边化的走路姿势。在进行诊断性观察时,只要以谨慎和善意的态度提出评论与建议,与孩子及父母分享是件非常有趣的事。我在这方面的经验使我确信,孩子非常喜欢有人能考验他的父母,让大人也能体会之前所不知道的困难。孩子会觉得,在这个游戏里,他和帮助他进步的父母处于同一条起跑线上。通常来说,这非常管用。孩子乐于获得身体上的有益的能力,只要能变得和大人们一样强。

孩子的注意力很多时候完全集中在体会抱起他保护他的大人这一构造上。对他来说,在很早的时候,他就能感觉和衡量父母这个构造的可靠程度,无论是身体、物理或是情感上,并且在字面和引申意义上,这种可靠程度对孩子来说是具有可读性的。这个构造是他一生的支撑点和参照物。

这种结构性的记忆植入了每一个人的神经系统、肉体及运动功能中,成人和孩子都是如此。并且当父母的基础作用缺失时,孩子十分清楚。在儿科护理中,支撑走路的学习是治疗性的,也是预防性的,在心理运动学方面具有教育意义。它为某些儿童脊柱侧凸,姿势紊乱,膝内翻及膝外翻,非完全痉挛性脑瘫的运动性后遗症开辟了运动的道路及日常的预防性治疗。

至于通过支撑走路达到的"走路教育",我更倾向于"动力运动功能及姿势重塑"的表达方式。这种重塑对于早期疼痛性脊柱后凸非常有效。此外,我还想补充,这项工作对于解决孩子连同成人的注意力集中及存在感困难问题,成效非凡。

成人及青少年慢性疾病的治疗

更具体地说,指肌肉骨骼器官及循环系统的常见疾病,如:

· 慢性背部疼痛及腰痛。

· 慢性颈部疼痛。

· 慢性肩部疼痛。

· 髋关节疼痛。

· 胫股关节及髌关节疾病。

· 许多因脚部及踝部不稳定性而导致的疾病,有时可能存在跟腱过短问题。

· 某些反复性扭伤。

·反复性摔倒,包括有创或无创伤。

·脚踝部及整体下肢静脉功能深度不全。

在所有这些慢性疾病中,通过支撑走路法进行运动功能训练的方法,能重现个体病变机制的运动姿势来源,大多会在潜移默化中慢慢痊愈。在绝大多数例子中,首先需要理解病变的动力学原理,才能使诊断达到重塑良好的个体运动功能的目的。

然而,如果要做到不忽略更为器质性的疾病,脱离良好的预先医疗诊断是难以想象的。每个人都应坚守自己的岗位,明确边界,尊重全体医疗伙伴的能力。我十分重视与我在蒙路易巴黎诊所中的外科或风湿病专家、足病学家等同仁们进行临床及治疗方面的经验分享。这是一段进行交流与互补的时期,是探索与发现的时期,是丰富临床及诊断经验的时期,令人受教匪浅。我们志愿收治的患者是我们交流成果的首批受益者。在马丁·西科赛斯(Martin Scorsese)为滚石乐队创作的电影《闪亮之光》中,基思·理查德(Keith Richard)用他自己的方式高度诠释了团队合作特殊、卓越的重要性:"分开的我们,每个人都是优秀的音乐家,而作为整体的我们,却是无可比拟!"

运动员和职业舞者的创伤预防

对马拉松运动员或职业舞者们的特殊姿势进行个体及个性化的观察往往很复杂,但它能使我们慢慢理解,某些运动员是如何受到各种扭伤,如何承受着肌腱炎,如何由于用力和疲劳造成骨折,或是椎骨重复性损伤的病痛的。

经过选拔进入国家队的高级运动员,相比我在诊疗中遇见的业余运动员和优秀业余运动员,通常会有更好的指导和准备工作;后者更容易受伤,又缺乏指导,在运动中更容易发生意外。在比赛时其所采用的整体运动姿势中常常存在着缺陷,而这种缺陷并没有被运动员本人或教练察觉,其本身也的确不易被观察到。

在比赛以外的时间里,运动员在训练时其本体感觉方面的准备工作至关重要,尤其是那些需要跳跃和做突然接受动作的运动员,比如排球、篮球、网球。

网球运动特别需要下肢器官的灵活性,来适应快速移动和骤然停止。针对所有推进活动的本体感觉训练,制动的掌控,两只脚之间的平衡转换和正确的脚始发动作,双臂及双手动作的完美配合,能避免运动员受到脚踝部的意外创伤。

对于马拉松或半程马拉松运动员,通过调看跑步的画面记录,对其进行个体分析,能有效预防扭伤、肌腱炎及用力造成的骨折。对于我遇到的那些非常优秀的业余运动员们,热身运动的质量,以及以支撑走路为出发点所进行的跑步前的准备工作,能够改善其身体状态和对跑步过程中的缺点的本体感觉意识。

和舞者与演员在一起时,我常常与他们一起重新审视身体支撑力的基础,即脚和直立的状态。这非常有意思,因为它能引发对空间、身体移动和参与部位的新的探索和感知,这对他们来说是陌生的。职业舞者本身就是大量的脚部及踝部扭伤受创的受害者,它们产生于跳跃及受力的过程中。踮起脚尖和半踮脚尖的动作更易产生外翻、强直及肌腱磨损。对于舞者来说,配备舞鞋的质量及技术对于控制意外产生起着决定性作用;本体感觉的训练亦是如此。

相反地,通过推动型走路而实现身体支撑的重塑常常会使古典舞舞者无法集中注意力,因为他们所有的身体训练都在于身体轴向及纵向的牵引,其来源在头顶。这些艺术家们正是围绕着这个来源,来组织和实现他们的舞蹈动作。

这个轻盈的动作同样也是反重力的,因此,它与支撑走路完全反其道而行。支撑走路的动作是从脚部、地面发起的,并且对于头顶方向没有任何的阻力,对于跳现代舞的专业人士来说接受起来更为自然容易。

一场步行者和远足者的革命

支撑走路法可能将为诸如健走(Walking)和北欧式健走(Nordic Walking)的远足者带来一场革命。在法国,有2 000 万远足和新兴步行运动爱好者。这种现代走路运动方式的主要发起人是德多尔·莫诺(Théodore Monod),雅克·兰斯曼(Jacques Lanzmann),罗伯特·路易斯·斯蒂文森(Robert Louis Stevenson),雅克·拉卡里埃尔(Jacques Lacarrière),尔特·本雅明(Walter Benjamin),亨利·戴维·梭罗(Henry David Thoreau)。法国徒步远足协会(FFRP)在2010 年有21 万名会员,分散在3 350 个分会中。在欧洲,起源于芬兰的健走和北欧式健走,已经拥有800 万爱好者。最后,在整个法国,包括大陆及海外领土,如今有180 000 千米的走道、场地、小径标有供步行者和远足者使用的标识,在2012 年6 月3 日的一场巴黎远足活动中,聚集了不少于18 000 名参与者。

这些数据令人印象深刻,它们显示了走路运动在多么大的程度上呼应了预防某些慢性疾病及提高生活健康质量的诉求。

近郊远足者的数量在迅速增加,这涉及除巡游远足者外的另一个公众团体。

有经验的远足者,无论是在平原或是山地,都熟知地形、危险的气候气象、活动类型和不可或缺的预测能力,这其中所存在的风险,熟知辨别方向、进食和饮水的规则。

远足者最容易发生的意外,除了季节性过敏外,就是脚部和/或踝部扭伤。这在每年发生的所有运动创伤中占了15%~20%。在远足过程中,扭伤在登高时鲜少发生,在下行时则最为频繁,但当进行平原远足时,在平地上也可能发生。

其产生的原因各有不同。在平地行走时,扭伤常常来源于错误的走路方式,并有肌腱系统、踝侧稳定性的内在缺陷以及不合适的穿鞋。这两方面的原因常常导致轻微或严重的脚外踝侧韧带扭伤。在下山过程中,扭伤产生于错误的落脚方式,远足者无法预知,因为他无法直观地看见脚是落在合适的位置,还是即将会导致摔倒的位置。当踝关节受到直接的冲击和突如其来的挤压时,也可能会出现比以上更为严重的扭伤,如骨折或关节断裂。

所有这些形式的创伤通常都可以用脚趾、脚和踝部本体感觉准备的显著缺陷来解释。因此,远足者缺乏的是脚底整体的灵活性,当处于不稳定的空间位置时,无法控制受力及身体平衡的变化。

远足步行者的准备工作通常集中在活动前及活动进行中的完整的身体上的准备:营养、环境、技术;但就我所知,没有任何一部具体涉及脚部及脚趾的本体感觉准备的专著。脚的本体感觉启发与训练,对于保护步行者不受各种扭伤及摔倒的伤害至关重要,一些在高山上发生的扭伤和摔倒可能是致命的。

远足步行者的准备工作极易与通过支撑走路达成的走路重塑相融合,它运用到脚和脚趾本体感觉激发的基本原则,这些将在之后的篇幅中涉及。

对于日常个体走路紊乱的诊断性分析及预防,摔倒和扭伤风险的评估,亟待优先成为这项"户外"走路运动的必要举措。

而新型走路运动如健走和北欧式健走的爱好者,他们的锻炼方法主要依靠的是手臂的运动以及迈步时脚跟的冲击,手杖可有可无。对于他们来说,今后可以从支撑走路法的规则中汲取养分,推出一种常在运动过程中出现的痉挛、跟腱炎、抬脚时痉挛和疲劳性骨折的预防方法。

运动鞋的材料制造商们在关注远足运动员表现的同时,也关注步行鞋的舒适及安全性,他们很快将向一种专门迎合推动式走路需要的新型鞋概念靠拢。

这项研究很可能会使他们在不远的将来,考虑创造一种能根据具体情况对脚部进行保养的运动鞋。

演奏家及歌剧演员的特殊情况

和许多演奏家一样,歌剧演员承受着肌肉骨骼疼痛、怯场、姿势问题所带来的病痛,并面临面对观众时的空间发声困难。

他的身体即是他的乐器。尽管他学习了大量最好的发声和呼吸方法，对于他来说，姿态和身体的运用还有待成为良好的支持。亚历山大（Alexender）健身术和费尔登克拉斯（Feldenkrais）肢体放松法能使掌握良好的人发展本体感觉意识，在表演时予以运用。然而，这些支持本体感觉意识的站立练习，并没有特别运用到某些由固定站立点激发的对整体性的感受。这使得我从这些规则出发，与歌剧演员们一同努力，将支撑走路法融入其中，来激发其手、脚趾、盆腹部的基础张力。从脚部出发的姿态的固定，以及一种对上升的垂直性的运用，能确保他们声音的和谐，以及口咽部器官、头部、横膈膜机制和发声的平衡。同时，我请他们以脚部及地面为出发点来发声。

对于演奏家们来说，则涉及根据具体情况，找到与每种乐器演奏相关的人体动力结构学上的限制，以达到帮助其预防肌腱炎的目的。钢琴家、吉他手与大提琴手、萨克管演奏者在姿势或体位方面所受的限制就不尽相同。然而，在所有情况下，本体感觉意识的激发与对艺术家在演奏音乐时进行观察，能保障他们对姿势偏差和体位偏移的感知能力的发展，而这种形式所带来的紧张感更强化了其效果，就像在公共场合表演时一样。这种训练能提炼其本体的感知能力，使他们能够自发自主地当场进行体位、姿势的准确纠正，并融会贯通。在很多情况下，因为演奏家过度地将身体与乐器连在一起，就像一种过于亲密的关系，他失去了自身的垂直性，损伤了乐器，忽略了表演在空间上的整合需要，最终导致用力的肌腱发生病变。

演奏家们的身体和心理上广泛存在着肌腱疾病，也因此，对这些艺术家们进行身体训练是十分可靠的,并且需要许多善意的关心和耐心。提高他们音乐灵活性的方法并不少,但相反地,在演奏家和歌剧演员的训练中缺少足够的对肢体表演的个体倾听和观察。对于所有这些艺术家们来说,某些体位的定位标准起着基础性的关键作用:

· 通过双脚确保与地面进行积极、持久的接触。

· 将空间作为不可或缺的"第三要素"加入进来,找到与乐器之间的正确距离,并维持面向观众的状态。

· 在整个表演过程中,解放和支持身体的活动性,包括且在排练过程中优先。

· 眼神保持很大的运动可塑性。

· 维持身体流畅的活动垂直性。

走路障碍与心理疾病

一个承受着痛苦的人,可以从积极而轻盈的运动功能中寻求到心理上的支持。在支撑走路法的帮助下,对于自身固定点的感知,其实体性能让他产生"我好些了",继而"我好了"的感觉。这种对固定点的感知十分关键,因为它能带来基本的安全感。如果说不安全感和婴儿时期与父母最初的接触缺陷有关,它可能会破坏整个生命的存在。在最好的情况下,主体会经历一个漫长的心理治疗过程,基本不安全感最终可能会消失,但无法保证。然而,我可以证明,一个有着产生于生命早期的心理疾病的成人,是能够在情感上重建基本安全感的,即便这已经有些晚了。对安全的感觉和感知来源于主体的实体性,它存在于肉体中,然后一步一步,产生了心理活动。相反地,肉体上无法表达的不安全感,可能通过共鸣的形式给心理带来病痛,与某些早期抑郁有关的心理运动障碍即是如此。

脚部及腿部手术的珍贵助力

我参与了一个多学科的会诊,其中聚集了 6 名骨外科医生,1 名风湿病专家,1 名放射科医生,3 名足病学家,1 名运动医生,再加上我,1 名整骨医生。这个会诊由团队的医生们发起,志愿收治的患者们可分为两种。第一种是曾经因脚部及踝部疾病接受过手术的患者,在之后的几年中做过手术的脚又出现了新的问题。另一种是脚—踝部骨病,或者宽泛地说是下肢骨病患者,是潜在的需要接受外科手术的患者。其中最为常见的疾病为脚部及下肢创伤后遗症,足外翻,平直,摩顿式综合征,跟腱和脚部稳定器官疾病,以及髋关节疾病。所有这些都严重阻碍了走路的平衡及自主性。

每一位患者都是独一无二的个体,其生物动力学情况的复杂性需要多学科的诊断方式,这意味着团队需要对患者的病情做历史分析和检查。所有在场的医生都在脚部及走路疾病方面具有高度的专业性。患者在展示病情并接受检查后,会收到小组针对其个人情况而提出的医疗和/或外科手术建议,他可以根据自身的想法和需要进行处理。

在小组内部,我所带来的临床经验是建议对走路进行骨科方面的解读和分析,将其作为常规医疗诊断的一个补充诊断要素,对于髋骨、膝盖、脚部或者踝部疾病来说,走路的紊乱可能是致病的原因多于是疾病的结果。

更进一步说,在我们共事的过程中,我常常建议,当患者的临床检查结果显示他似乎必须接受下肢外科手术时,我们应该在此之前介入。如此一来,对于某些必须接受脚部外科手术的患者,以及其症状和方法经历长时间讨论的患者来说,其运动执行能力的紊乱或肌肉的衰弱能在疼痛出现之前就被察觉。在进行外科手术前,对患者进行足底肌肉能力的重建,或是走路行为的重塑,就其当时的功能情况来看,在临床意义上是可取的。

说到底,这涉及为脚部或髋部准备一个具有可塑性的强壮的深度肌肉系统,使术前功能呈现一种不同的状态。这个步骤兼具预防性和准备性,它并不系统,而是从患者的临床检查角度做相应的介入,所以因个体情况而异。通过促使肌肉组织在准备中达到最大程度的恢复,我们能给患者的术后恢复提供最好的保障。

使脚部动力功能的恢复、走路的舒适度和镇痛达到最佳状态,同样来源于患者术后的临床分析。通常地,某些在手术前就存在的走路缺陷仍会延续,甚至感觉不到疼痛。1 名单纯接受足外翻手术的患者,在他不知道也没有感觉到的情况下,可能同时存在髋部或膝盖屈曲问题、腿后部肌肉结膜完全紧张、距骨下关节隐性疾病,这些都极大地干扰患者的恢复。因此诊断一定要选择恰当的时机。针对这些大多发生于术后关节周边的疾病,能够尽快地对症下药,找到合适的治疗方案。

正是以上的情况,使整骨医生的存在及专业知识对整个医疗和外科团队的裨益得以体现。对于绝大多数接受腿部、踝部、髋骨或膝盖手术的患者来说,重塑走路的介入十分自然;它对于保证走路的本体感觉能力的完全恢复来说不可或缺。

为了显示我们临床团队的工作精神,我想提一提安娜的例子。从中可以看出我们的临床交流所具有的非常重要的意义——一切为了患者的最大利益。

安娜的例子

安娜是一位 30 岁的年轻女性,金发,有一双碧蓝色的眼睛,出生于比利时。她在 10 年前接受了髋骨手术。之前她患有一种先天疾病,被称为髋骨发育不良的早发性关节病,12 岁时病发,伴随剧烈的疼痛并产生严重的跛足。手术过程中,她被植入了一个完整的髋骨假体,该手术由一个优秀的外科医生团队进行,并做了大量的风湿、矫形和肢体训练方面的会诊。

令人惋惜的是,手术后疼痛并没有消失;相反地,随着时间的推移反而愈发严重。安娜和她的家人来到外科小组就诊,寻求解决办法。其腹股沟处非典型的剧烈疼痛,将诊断引向了一个结论:当时植入其身体内的假体引发了右侧腰肌肌腱以及附着在假体前的本体肌腱的炎症。外科医生和风湿病专家们,尽管非常称职且经验丰富,还是犹豫了。是否应该再为安娜进行一次手术呢? 是否有别的方法呢?

安娜和家人之前由一个工作人员接待,当时我并不在场,我是通过她的 X 线片和外科医生的陈述报告知道她的。一段时间后,我们认为有必要由我再对她做一次诊疗,从不同的角度对她的运动功能做临床检查,尝试另一种治疗方法,也许能够找到外科手术以外的解决方案。

全组的医生都被动员参与进来帮助安娜，以至于在与安娜见面的前几天，他们中的一位还打电话给我，建议我重新仔细检查她的 X 线片，并坚持认为需要找到一种能彻底解决她疼痛问题的方法。每一个人——特别是安娜——都很紧张。

诊疗当天，安娜来了，她手上提着自己的 X 线片，拄着一根英式手杖，蹒跚而行，疼痛难忍。她向我讲述了自己的故事。我很难跟上她复杂的叙述，因为她的声音颤抖，目光呆滞，动作笨拙，注意力也不稳定，常常突然转换话题。她的表情和撅嘴的动作就像个孩子，而不是成人；而她的脚，皮肤看起来十分脆弱，已经因为不合脚的鞋子而磨损得厉害。

鉴于这是我们的第一次见面，我还不知道如何着手帮助她。她非常相信让她来找我的医生们，这是一定的。我请她脱掉衣服躺在我的检查台上。她的腿部如此的紧张，盆骨又保护性地闭合，以至于我没有坚持临床检查的必要。她所有的肌肉都强直性地痉挛，皮肤疼痛，脚部某些地方磨损严重。我一边谈论和评价我的观察结果，一边"接触"她；这给了她安全感。这个方法借鉴了触觉疗法，比客观的触诊更为有效，因为它能使患者在高度紧张的情况下全身放松。一旦安娜平静、放心下来以后，我快速结束了检查，请她起来，并提议她向我展示在不用手杖的情况下是如何走路的。但她不敢这么做，于是我握着她的手代替手杖，很快我就发现她畏缩不前，她动过手术的腿在她走路时拖在后面。

无论是左侧还是右侧支撑，她的那条腿总是在身体后面，并呈外旋状态，就好像安娜通过这个肢体，拖着一个负担或是自己的苦难。这样的步态在某些经历了脚部或踝部手术的患者身上十分常见;它使人想起某些西部片里的英雄,受了伤,拖着腿,继续向着敌人前进与他们对抗。这也是电影《白鲸记》(*Mobi Dick*)中亚哈船长走路的样子。于是我请安娜试着用另一种步伐走路。我建议她先迈出右脚,不再拖着它,而是相反地把自身的重量压上去、压进去。尽管害怕会痛,她还是有些蹒跚地用她的右腿"内部"走路,遵循着我之前的建议,用右脚的推进来启动步伐。很快地,安娜觉得在身体上自己能够完全用右脚推动身体,不会感到疼痛,并且有了良好的运动推力。我要求她继续,但是要把手杖倒过来拿,这样地面的支撑力不会受到干扰。我尤其坚持她不再使用手杖。通过这个方法,她能更好地感觉地面的支撑力以及地面本身。

这成功了!当然过程有些令人担惊受怕,但是成功了。很快地,我打断了她这个第一次没有疼痛感的走路体验,请安娜再次回到检查台上。我通过一段时间的触觉疗法结束了这个治疗阶段,使她找回了良好的存在感和下肢的安全感。

此后我每10天见安娜一次,在3个星期以后,她不再跛脚并不再感觉疼痛。治疗集中在走路这个动作上,恢复她的直立性,使她重新感受女性化的走路姿势。我帮助她掌握站立时如何流畅舒适地从一侧髋骨转换到另一侧用力。几个月的时间里,安娜变了。她决定走出自己的小房间,反其道而行,找了一份……长时间站着的工作!还有了"男朋友"。

她只用了几个月时间就走出了生命的低谷,重新开始。

我预料到了这个巨大的改变,因为随着生理缺陷的消失,她童年时期内心的更为情感上的痛苦涌现了出来,这在我们很少的几次交流中她曾一笔带过。我们交谈得很少。安娜总是处于一种回避的状态,话题转换得很快。她常常心不在焉,神游到别的地方。正是这种存在感方面的困难,阻碍了我们口头的交流和她的运动功能,比如请她在我手部的反作用力下,用腿部肌肉做一个简单的推的动作时。这种运动机能的间断性,对她完全恢复流畅的走路姿态产生了极大的阻碍和威胁。此地此刻,她处于一种被称为间断性自我"存在"的状态。

安娜的父母面对女儿严重的抑郁状态,陷入了深深的负罪感中,觉得无能为力。他们找到我,希望知道如何能够帮助自己的女儿。我们决定4个人一起讨论,包括安娜,如果她能接受把诊疗范围扩大到她家庭的层面。我们确实进行了这样的会面,在诊疗过程中,安娜袒露了自己的悲伤和对所有人的憎恶,其中包括我,她生存的艰辛和爱自己的困难。我接纳了她激烈的否定,只是简单而坚定地与她交涉,请她以一个成年人的方式面对我,不要再像个小女孩一样。她的父母在整个诊疗过程中一直保持沉默。于是,我请她躺到诊疗台上,开始常规的治疗过程。

当天晚上安娜打电话向我道歉,我告诉她她的反应很正常,不用责怪自己。她的父母第二天打电话向我致谢,因为他们终于发现自己也能够像对待一个成年人一样和女儿说话了。之后,安娜接受了我的建议,和我的一位女性联系人一同接受了心理治疗,这位联系人长久以来对我治疗方法的要点,指示的意义都非常了解。如今安娜的状态非常好,她接受了一个新的坐骨瘫痪方面的手术,这一次她知道怎样与家人一起战胜病痛。手术对她来说很轻松。而我们,安娜、她的心理分析和我,仍然持续了一段时间,来巩固她健康的女性特质的走路方式和向成人的转变,直到1年以后,她最终决定脱离医生们的帮助。

支撑走路和腹白线开裂

腹白线开裂指的是腹部正中腱膜线的松弛，它是一条宽大的韧带，连接着两大腹部直肌。

这种开裂是一种腹内组织的突起，它没有被整体韧带内壁包覆，而在胸骨至肚脐之间延伸出一种大的疝气，甚至在少数情况中，会再向下一直延伸至耻骨。

它的诊断并不复杂。请患者平躺，双腿弯曲，双脚置于检查台板上，只要让他微微抬起头部，就能很容易观察到腹内组织可见及可触的突起。

假设这种开裂不随着身体每次用力而加剧，它是没有任何严重性可言的。然而，每一次因提重物、俯身、上厕所、咳嗽或是打喷嚏而用力，都可能引发腹内剧烈的过度挤压，使腹白线变得更为松弛。没有来自腹部正中的良好支撑力，单一的用力在腰骶位置互相交替，在该部位产生了完全不正常的机械过载。

这种不正常的支撑力转换很快会引发慢性用力腰痛且疼痛难忍。这种情况下，针对腰椎的治疗是无效的。走路不再被腹部支持和支撑，患者在走路时人体结构重心前倾，拖着身子走路，身体两侧的摆动在髋部和腰椎非正常的支撑力作用下严重失衡。腹白线开裂通过走路过程中腹部支撑能力的缺失而诱发跛足。

该病有不同的产生原因，其中最严重的情况，需要通过外科手术来修复腹部韧带。微创外科技术，如果合适，对于这些患者来说是最有效的方法。然而,有时手术也会因为患者的年龄问题,或是其整体健康状况恶化而不适用。此时支撑走路法就成了一个珍贵的助力,因为它能使患者在很短的时间里,支撑起他的骨盆和下腹部,确保走路不会成为其致病因素,而侧边跛足和腰用力性疼痛的情况也会消失。

对于这样的患者,在需要特殊用力时,谨慎地佩戴使用腰带,即将其作为一个工具而非假体,它十分适用于走路平衡的稳定。在面对平衡、走路和简单用力方面存在潜在快速衰弱的紧急情况时,这个小技巧对于最虚弱的患者来说非常有效。

外部假体的情况

在医学会诊中,我们遇见了一些佩戴义肢的患者。他们通常因为严重的事故,或是因患有下肢(膝盖以上或以下)先天性发育不全疾病而被截肢。这样的患者经历了漫长的功能恢复训练和义肢的调节过程。义肢的调整和校准,是一项需要耗费大量精力的工作,需要患者、保健专家和假体技术人员的整体配合。我有时会和这样的患者一起进行长期的走路重塑工作。本体感受的发展在于,将来自于假体的对走路和平衡的感知进行整合,从而保障和改善患者最普通的日常走路行为。在实际操作中,需要帮助患者消除与义肢的抵触情况。因此,依靠义肢走路时越接近一个健康人正常的走路,说明其与医疗团队的合作也就越有成效。对此,需要考虑到患者在面对自身严重和有形的伤口时情感上的脆弱。戴着义肢生活,就像和一个多余的第三者生活,并且有生之年都将如此。这个第三者对于患者来说太刺眼了,他时时刻刻都想忘记它,忽略它,让它消失。

因此,我倾向于首先在患者和义肢之间激发一种本体感受的联系方式,尤其是存在摔倒的风险和健康的下肢关节过载的威胁时。所以,我总是请患者保护好自己健康的关节,并激励他开发装有义肢的腿的运动功能。具体地说,我帮助他感受来自地面的推动动作,就像一个正常人会感觉到的那样。义肢变得有用,而不再是一个累赘——只要它能很好地与残肢进行校准,后者在一天中因用力程度的不同在大小和循环系统方面会有变化。通过支撑走路法对走路进行重塑,对于这些患者来说是一项至关重要的工作。在很长的时间里,他们往往只能依靠拐杖或英式手杖,行动受限。

在装备义肢前可能已丧失了运动能力的他们,现在正重新开始学习掌握完全的走路运动功能,与此同时,也需要以一种新的"平衡"的方式来使用健康的下肢。说到底,这种重新学习的过程对因各种情况被迫分散的运动功能进行重新的调节和整合。通过这种重塑,患者们找到一种轻松的、不会受伤的、摆脱拐杖的走路方式,特别是,它不会突出他们的不同之处。

关于英式手杖和其他拐杖的日常使用

我总是因为患者们使用拐杖的方式而感到惊讶与沮丧。在几个星期里,为了巩固骨头的恢复,禁止手术后的下肢对地面用力的情况十分常见。在这种情况下,就必定需要使用一对英式手杖,并且康复师会教患者如何避免使双臂"过度劳累",因为在此过程中它们会被频繁地使用。然而,在度过了禁止用力的治疗阶段,患者应该逐步恢复正常的用力行为。为此,他常常被建议只使用一根拐杖。

正是在这个逐步恢复用力的过程中,我观察到在使用拐杖和用力上存在的严重错误,这些错误可能在几个月里不断地被重复。因此,患者常常处于一种"不完全用力"的情况。在此过程中,他完全失去了健康一侧的平衡能力。随着时间的推移,对于年纪轻一点的人来说,他的身体与拐杖连为一体,其支撑力局限在手对拐杖的用力和经过手术的肢体的用力。

健康的肢体"消失"了,站立姿势的平衡性降至最低,处于完全不稳定的状态!由于以上原因,我首先和患者一起开展一种使用登山杖的走路方式的学习。患者不再依靠拐杖,这种方式能促发他对全部支撑力的本体感受,并很快找回良好的直立性。这种直立性的回归,能保证他的运动功能在适宜的术后环境中得到恢复。

正确坐姿的建议

每天,在法国和其他国家,绝大多数的人在工作和娱乐的大部分时间里都用一种糟糕的姿势坐着。这对于机体组织来说是有害的,尤其涉及走路和平衡方面。据生物医学和流行病学运动研究所(Irmes)为承保人预防协会所做的统计研究显示,2012年1月,占总人口44%的人在工作以外的时间里有2~4小时坐在屏幕前,无论是什么屏幕。占总人口26%的人在工作中有6~9小时坐在电脑屏幕前。后者的体质质量指数从22%上升至32%,其中18~24岁人群最受影响。研究总结说,在工作中和工作外坐在屏幕前的时间,使得广泛意义上的身体活动时间明显减少,特别是走路。

坐着不动,对于走路姿势平衡性的良好维持造成了威胁。它涉及面对电脑时,或间隔休息时,在坐姿和站姿之间的人体工程学,当一个人没有遵守某些位置和姿态的具体规则时,他在日常生活中面临着过早地患上生物动力学疾病的风险,其后果是可怕的。它可能涉及整个脊柱、膝关节、髋关节和肩部关节。从首次诊疗开始,就应该对患有肌肉骨骼或走路疾病的患者的工作和姿势位置有相应的了解,因为他在描述症状时会不自觉地忽略这方面的内容。律师、研究员、教师、计算机程序员在叙述病痛症状时,常常想不到它和自己工作形式之间的联系。生物医学和流行病学运动研究所在这方面的研究非常珍贵和具有说服力,因为它恰当地指出了疾病的人体工程学起源,以及促进日常走路的迫切需要。

以下是几点保证骨骼整体性和走路平衡性的保护建议:找到坐姿的垂直性。

所有良好的坐姿,其目的都在于保持坐姿的垂直性。为此,除了某些我将会说明的特殊情况外,需要将双脚平放在地面上;坐姿应该由两块坐骨支撑,而膝盖在空间上应处于低于髋骨的位置;支撑腰椎的靠垫应摆在较低的位置,接近骶骨,以此来支撑坐姿,并将其带至髋部和双脚,这个方法约束了脊柱的侧边化。支撑力从背部脊柱向工作椅靠背的延伸,是骨骼疾病的致病来源,因为它加剧了脊柱后凸,横膈膜功能不全,头部及颈部前屈,骨盆和髋部深度肌肉群的挤压。

坐姿向一侧单一的长时间反复倾斜,就是说靠着一边的臀部,会导致腰部、背部和颈部脊柱的侧凸,以及患上髋关节疾病的风险。

要避免两腿的交叠，预防急性髋关节疾病和一处腰肌的深度痉挛。最后，为了达到良好的垂直坐姿，并长时间保持，其腹部—骨盆和会阴部位的基础张力不可或缺。为此，我们可以将其中一只脚置于一个支撑点上，作为一个提醒，将其恰当地放在跖骨头骨底部，正好在前脚掌圆弧的后部。这个提醒支撑点，从脚部和下肢的支撑处激发起腹部精细的张力。它还能使坐姿在两边坐骨的支撑下保持垂直，且有惬意轻松之感。

从坐姿状态中起身时，不再用膝盖用力，而是使用来自双脚的推动力，这非常必要。这个推动力来自座椅下的前部位置，以此来获得一种动力上的冲力，它特别类似于支撑走路中推动力产生和赛跑时用起跑架发动的动作。

这些建议实施起来都非常简单，它们确保了坐姿中骨骼在人体结构上的整合性。以此延伸开去，不可避免地需要重新审视养老院的设备，引进更符合人体工程学的座椅，它比现在所使用的椅子更低，更浅一些。目前使用的座椅加剧了老年人的关节僵硬、呼吸功能衰竭、两侧髋骨僵硬的问题，起身也更加困难。

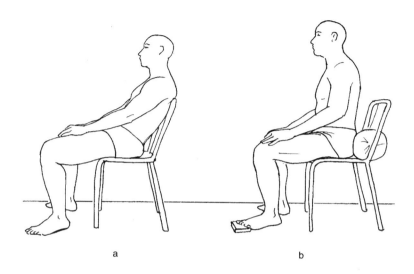

a   b

图 2-1
找到坐姿的垂直性

图 2-1a　一种危险的坐姿。背部支撑力存在问题。骨盆及腰椎受到挤压。颈部不正常前屈。骨盆所有的后部和深度肌肉均受到挤压。胸隔膜成姿态性闭合。

图 2-1b　找到轻松的坐姿。把靠垫的四个角折起来。置于腰部凹陷处或骶骨后部。靠垫的质地有减压效果,将骨盆的坐姿带向两侧坐骨。立刻能感受到垂直坐姿的轻松感。将一块垫木置于一只脚的前脚脚垫下,把脚支撑在上面。脚部的张力会向腹底部肌肉延伸。如此一来,可以轻松保持垂直状态。

第三章

支撑走路法是如何起作用的

走路与平衡：两个定义

走路是一项运动行为，它由有意识的指令发起，并且具有本能的自主性和反射性。大量中枢及周围神经系统作用其中，并且需要肌肉—骨骼系统效应器的整合。

至于平衡，指的是包括在行走过程中保持垂直状态的能力。它取决于姿态的协调性，这种协调性使其能进行空间上的调整。

因此，对走路的研究可以从生物动力学或者神经生理学两个维度展开。

平衡的感觉从何而来

在神经学方面，让我们回想一下走路和姿势所涉及的人体结构基本构造。

小脑 干预动作的空间和时间构成，同时调节动作的协调性。

视觉皮层　皮层的视觉区域干预视觉对平衡的控制。

脊髓皮质联结　足底屈肌和伸肌的交替行为依靠的并不是高级神经中枢，而是脊髓的联结与控制。

脊柱水平　决定了走路节奏性动作产生的中枢自主推动力的转化。

整体上说，姿态的平衡和动作的协同作用，这两者是同时发生的，身体的每个部位都有属于自己的中枢和周围神经控制网络，使其能够在感觉和运动方面对整个身体做姿态—动力调整。

感觉传入　信息或者视觉、本体感觉和前庭传入时刻为控制走路和姿势的高级神经中枢传递信息。

视觉　在控制姿势平衡中占30%。

本体感觉　在控制姿势平衡中占40%。

走路的本体感觉信息来自于肌肉、肌腱、关节和皮肤的感受器，脊髓中枢将它们传递至小脑，使其能够为保持平衡做相应的姿态反射调整。

前庭系统　通过内耳的半规管、椭圆囊和球囊感受的信息，能够反馈走路的轨迹，头部的空间位置，并保持行走的空间平衡。它在整体姿态控制中占5%。

垂直的感觉取决于本体感受和前庭系统的共同作用。

走路运动功能的启动

一直以来，在生理学相关的作品中所描述的走路的机制，是从前脚脚后跟落地开始，然后在同一只脚上产生了支撑力，随后产生了腿部的支撑，这是众所周知的版本。对于从神经和骨科角度帮助患者恢复走路功能的康复师来说,这个关于走路启动的传统展示也被广泛地使用。

但是这种生理学展示并不是没有问题的,因为一旦走路以这种方式启动并根据这个机制进行,动作主体会处于骨盆后倾的姿态不平衡状态,发动动作的脚(前脚)几乎完全持续地处于被动状态,其跗骨后部关节最大化地承受了机械负担,这个动力发动的动作会频繁地在前脚产生微小的损伤。在这样的生物动力学机制中,直起整个身体的姿势,其达成方式是存在问题的,它依靠由骨盆支撑的腰椎作为唯一的中心支撑点,而腰椎本身也被动地接收整个身体上下起伏而产生的应力。

对街上行人进行观察,能从中看出走路根据主体的不同会呈现出很大的变化,从所有角度来看都是如此(速度、柔韧度、平衡性、手臂摆动、步伐长度、头部和视线位置、紧张、放松等),人们移动的方式就如同签名时的手势和落笔时的声响一样,代表了他们自己。

事实上,对走路这个特别的姿势进行个体紊乱和整体性的观察,可以获得大量的主体相关信息,能看出其骨骼功能类疾病的来源,内容丰富得令人吃惊。在进行整骨治疗时,慢性功能性疾病与走路机制不和谐,更广泛地说是所有姿势不和谐所产生的紊乱,这两者之间的关联性很快地引起了我的注意。以下是我在几年的诊疗过程中积累下来的基础、中心的临床观察结果的总合,根据出现频率高低顺序排列如下:

(1)我首先被行走过程中胸部和腹部侧边"摇摆"动作的高频率出现引起了注意。这种侧边摇摆的动作是不正常的,从右至左或相反。它导致了 L4/L5 和 L5/S1 区域部位严重的经常性腰椎疼痛和下颈部疼痛,以及膝盖、髋部和脚—踝复合部的直接过载和微小损伤。

（2）走路动作发起于膝盖部位的异常的出现频率,在许多患有膝痛,即膝关节疾病的患者身上十分明显。

（3）两只手臂及肩膀运动能力的丧失,在走路相关疾病患者身上出现的频率令人印象深刻。

（4）在脚后跟着地的走路中,其整体存在着脚步运动肌肉的结构、功能性虚弱。脚部的肌肉和感觉—运动功能不全在很多人身上频繁出现。

（5）脚后跟走路的方式从身体整体的支撑角度来看是罕少"健康"的。在移动过程中身体的整体张力没有被完整地使用。我们也许可以说是走路动力性张力的不均衡。动力性垂直也非常值得探讨。同时,对走路整体张力的感觉的醒觉状态,只有依靠体验健康的走路方式才能启发。

（6）在活力和运动功能之间,直立性和走路之间,充满活力的直立性和身体的生命力之间存在着紧密的联系。

（7）我们在之前曾提到,孩子有时会模仿父母其中一人的步态,而偏离自己本身的运动功能。这个心理、情感和生物动力学现象令人担忧,因为它可能将年幼的孩子引入他人的运动轨迹,而不是自己的。现在讨论开始了,为了给最后这个临床观察加入一些轻松和诙谐,我鼓励每个人都重温一遍伍迪·艾伦（Woody Allen）的电影《西力传》（Zelig）,其中具体涉及了模仿症状。

走路的一般紊乱来源

孩子靠自己开始和完成整个学习走路的过程。他做自己能做的事，伴随着一种本能的运动功能发育。这种发育不受成人引导和指导，但常常被尿垫阻碍。

事实上，这项由孩子在几个月内实施并开展的运动功能的习得程序，可能存在着某些"异常状况"。它们是感觉—运动功能错误发育所引起的结果，晚些时候便会在孩子和成人身上有所体现。

运动原始动力的产生位置

排除所有的历史性创伤，走路常见问题的起始原因在于其原始冲动并没有从正确的部位发动，而是经常性地从非正常的部位发动。

走路的继发性紊乱是具有适应性的，是运动功能自身错误的调节。

本体感觉及感官障碍

最近，图像工具频繁地出现在我们的职业和文化生活中。这种生活模式使我们远离了对自身善意的关注，无法感知自身本体感觉方面出现的问题。然而，我们中的很多人都存在着本体感觉意识缺失的情况，并且因为长时间坐着、过度使用图像工具、感官和骨科疾病后遗症、自身存在的各种创伤、对自身信息的缺乏等原因而愈发严重。随着音乐耳机的泛滥和过度使用、城市的噪声危害、邻里间的不文明行为、持续的公共和私人施工，某些形式的听觉功能不全逐渐发展起来。而视觉功能不全则伴随着不加控制的图像工具的使用而愈发严重：电视、电脑、iPod、iPhone 等。

因此，特殊本体感觉障碍的患者被淹没在茫茫人海中。再加上他们觉得这样的问题并没有去看全科医生的必要。说到底，我们不得不认为，健康的身体平衡能力取决于个人选择和个体意识。总之，这就是现实！幸运的是，对于有心人来说，精神分析疗法的降临使得某些身体操练法得以诞生，在 20 世纪初，它们同时出现在欧洲。这些方法细致入微，充满智慧，专注于通过身体来提高认知，改善人类、身体本身、其资源和本体感觉能力的状况。其中最著名的有 Moshe Feldenkrais（1904～1984）操练法，Gerda Alexander（1908～1994）操练法，Lily Erenfried（1896～1994）健身操，Frederick Matthias Alexander（1869～1955）综合操练法。而整骨疗法，一种新的保健方法，诞生于 1874 年的美国，它与以上的方法属于同一时代的产物。它在精神分析疗法诞生的 12 年前由安德鲁·泰勒·斯蒂尔（Andrew Taylor Still）（1828～1917）发明。这些方法丰富了我们近期的本体感觉的培养方法，从而达到寻求身体—精神最佳平衡点的目的。

支撑走路精妙的启动过程

走路总是先从姿势肌肉的激活开始，它为动作的发动做好预先准备。我把这种预先动作称为"冲动"，而某些英国作家则称为"前馈"或是开放式回路系统。这些冲动产生了预先姿势调整,显示了动作产生之前的运动功能行为。

某些来自英国方面的研究,如 1991 年 Carlo Frigo 和 Paola Crenna 的研究,对此进行了深入的探索,并发现普通走路的发动,其运动动作总是从前胫骨肌肉的激活和比目鱼肌的联合抑制作用开始的。

肌肉运动交替的激活和抑制行为非常的精细和脆弱,它随着时间的推移和年龄的增长逐渐衰退。正是在普通的走路发动程序和迈出第一步时的习惯性推动中,常常产生感觉—运动方面的协同错误,从而导致摔倒的发生。

由于这个原因,在支撑走路法中特别强调和注重走路的发动阶段。这个程序能培养对动作发动的有意识的感受。整个过程都来源于推动力:在一侧脚的推动下,身体重心转移至另一只脚,同时在这只脚上又产生了推动力。这些推动力是连贯产生的:来自一侧脚的推动使得身体完全倾向另一只脚,当这只脚受到整个身体脊柱和姿势上完全的支撑时(即在头顶和脚之间几乎完美的垂直感觉),其产生了推动力又反馈给了前者。

这个被良好整合因而被良好融合的起始动作,使患者能够充分感受到足底可靠的起始动作所具备的质感和安全性,以及推动式走路的稳定性。正常来说,由任何一只脚发动这个动作都是没有区别的。

现在让我们来看看是什么稳定了走路的平衡性:张力、双手、脚趾。

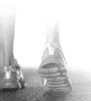

图示脚趾在支撑走路法精细的启动过程中所起的作用

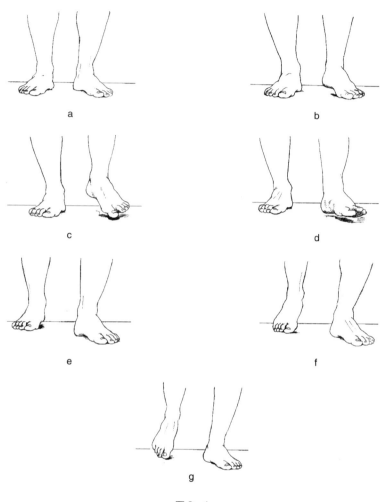

图 3-1
由右脚推动力发动

由右脚推动力发动的描述：图3-1a：站立姿势。图3-1b：在左脚第四、第五脚趾推动下，身体的平衡转移向右侧。图3-1c：通过脚趾和右脚的屈肌，整个垂直平衡移至右侧；左脚放松。图3-1d：控制平衡的右脚脚趾同上；左脚接近平放。图3-1e：右脚脚趾启动推力；左脚放平。图3-1f：所有脚趾产生全部的最大的推动力。图3-1g：脚趾的推动力停留在前3个脚趾上；右腿处于几乎完全的伸展状态；身体平衡由左侧身体确保和稳定。

怎样走路才有益于健康

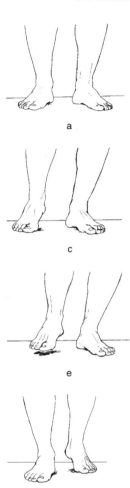

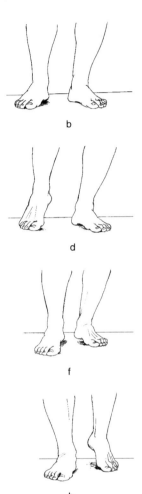

图3-2
由左脚推动力发动

腹部及骨盆张力的作用

腹部的基础张力与腰部肌肉力量无关。它在我们坐着或是站着时支撑着我们的垂直性,使我们避免仅仅依靠腰椎和骶骨支撑身体的情况。

这种良好的基础张力的产生与运用,能对站姿进行即时精确的调整,并且使支撑力和跖弓的受力分配得以扩展至全身。

在怀孕期间,这种腹部—骨盆和会阴基础张力的产生使怀孕的女性能更好地怀着孩子,并且在孩子出生后,在抱着孩子走动时能让他感受到母体的基底部位和自身完整的垂直性。通过这种方式,她让孩子实时感受到她在走路和她的存在。在最常规的整骨治疗中,这种对腹部—骨盆和会阴张力的激发,能将健康轻盈的走路感觉扩展至全身。从某种程度上说,它是唯一将骨盆的支撑延伸至腹部的方法,从而达到挺起胸部的目的,这对于背部和肩部的治疗至关重要。

因此,集合腹部基底区域、骨盆和会阴三个部位的张力,使得胸膈膜找到了一个支撑点,就能使颈—背部轻松地挺直。

腹部基础张力和脚趾的共同作用,激发了抬高视线的反应。这个反射过程是预防摔倒的基础。

怎样走路才有益于健康

良好腹部和骨盆肌张力的存在

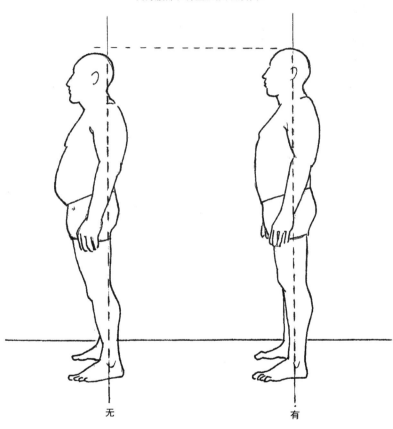

无　　　　　　　　　有

图 3 − 3

手是如何帮助我们好好走路的

"眼—手—脚作用循环",能在行走时保证身体整体张力的协调性。在通过支撑走路法重塑的过程中,两手空间存在感的培养是核心步骤,因为它能使人重新找回整体感和轻盈感。两只手的加入,使得主体在能感知整体空间的同时,还能感觉到自身的实体性。

走路过程中手部动作的缺失能被很快地定位。它显示了主体身上存在的某种缺失的形式。走路过程中一只手动作的缺失,会造成走路一侧空间的减少。在日常走路中两只手都不参与的情况下,这种现象会更为严重。更详细地说,正是两只手的加入在走路过程中确保了肩部动作的协调性。

绝对不是两条手臂的动作保证了肩部动作的流畅——恰恰相反。如果由两条手臂自动交替地发起动作,那么整个动作会变得不和谐,走路也会变得不稳。

脚趾的决定性作用

缺少脚趾趾腹与地面的微小接触时,在推进动作中,足底肌肉群几乎不起什么作用(在0~5量表中处于1.5的程度)。因此,在走路过程中,当整体脚趾屈肌没有被激发,也没有参与脚部与踝部的直接控制和稳定作用时,本体感觉信息就减少了,在衰老的主体身上很容易出现摔倒和走路自主性迅速丧失的情况。

对于个体来说,每个临床因素都会在日常走路紊乱中有所体现。

"病态"的走路

支撑走路法的相关工作,要求能够进行排除性诊断,即能够辨认和区分是严重的神经系统疾病影响了走路,还是功能紊乱阻碍了走路。所谓的病理性走路通常十分独特,对其进行辨认能使我们选择针对性的治疗方法,并在必要时求助于走路运动功能的重塑。

醉汉步态　常出现在小脑和小脑回路疾病患者身上。它使人看起来像喝醉了一样,以一种笨拙的无规律的轨迹移动;两腿之间的距离(多边形支撑)大大增加了,走路变得不规则。它显示了小脑运动功能的失调。

蜿蜒步态　是前庭核群或前庭神经疾病的结果。在这种情况下,主体从身体的左侧或右侧发动走路动作,身体向发动动作的一侧倾斜,走路过程中努力纠正不平衡的状态。这是耳迷路失调的现象。

足跟步态　与本体感觉意识的感觉传递系统疾病相对应。患者生硬地向前迈腿,脚部沉重地击打在地面上并发出声音。

泥沼步态　与前额叶、身体两侧和皮质内皮质区域疾病有关。患者走路时就像在一个泥沼的泥水中移动,不正常地抬起脚部和腿部,仿佛他的脚被地面物质黏住了。这种疾病也被称为立行不能;患者并没有任何运动缺陷,但他似乎既不能保持站立,也不能走路。

收割步态　主体用一只僵硬的腿走路,它处于完全伸展状态,做由后向前地向内划同心圆的动作。这个动作由髋部完成。动作完成时,脚被带到前面,脚尖和外部边缘擦过地面。这个动作类似农民用镰刀收割小麦时的动作。收割式走路是痉挛性偏瘫的特点。

双侧收割步态 两条下肢都呈收割式运动。它是下身轻瘫的特点。

小步态和慌张步态 是帕金森病患者的步态特点。在这种疾病中,步伐启动缓慢,有时伴随着原地踏步的情况。一旦启动后,患者用一种很小的步伐移动,下肢拖曳,身体前屈,一只或两只手臂的摆动消失。有时,小步态步伐会加速,这就是又称其为慌张步态的由来。

跳跃步态 是一种间歇性、痉挛性跛行,源发于脊髓。在这种疾病中,脚看起来不能够离开地面,用脚尖和外部边缘划擦地面。

摇摆步态 使人想起鸭子走路。这是肌病的特有步态。臀中肌疾病使得承重腿一侧的骨盆不再受肌肉支持,每行一步时承重腿对侧的骨盆下沉,受到摆动的身体的牵引。为了维持走路时摇摇欲坠的平衡,身体躯干向承重腿前倾。患者走路时腰部有严重的前凸情况,躯干和头部后仰。这种病态的走路方式常常伴有两只脚的跨跃步态。

跨阈步态 由 Charcot 首次提出。在这种步态中,患者夸张地抬高膝盖,看起来像跨栏的动作,脚部晃动,足底弯曲。这个术语来源于英语(footdrop gait 或 steppage gait),因为它与马在奔跑时的动作类似。它显示了在腘外周围神经麻痹的情况下,腿前外侧窝肌肉(脚部和踝部提肌)的疾病。两侧腿部病变是多发性神经炎的征候。

不完整步态　其情况和帕金森病一样，但是保留了两只手臂的动作。这种疾病常常是脑血管偶发症状的结果。

后退步态　是额叶神经病变的症状之一。患者看起来像是不知道怎么走路，两只脚像是被黏在地上。这种疾病严重情况下的表现形式之一就是后退，即患者倒退着走路。它也被称为震颤性立行不能。后退步态还见于所谓的身体变化步态，其形式显得更为戏剧化。

Trendelenburg 步态　是一种见于髋部疾病和臀中肌瘫痪的跛行步态。这种步态又被称为 Duchenne 跛行，其身体承重一侧的对侧骨盆下沉，此处的肌肉功能不全。肩膀和躯干向病变一侧倾斜，以维持某种形式的平衡。

致意步态　是髋关节疾病和 $L_5 \sim S_1$ 型坐骨瘫痪的征候。在这种类型的步态中，患者轻微地弯曲疼痛的腿部，身躯随着此动作向同一侧倾斜。它类似致意的动作。

我们发现在神经学中，对步态的临床描述被染上了一层诗意的色彩，对中枢或周围神经系统疾病，或是单纯的关节疾病进行了阐释。通过神经科医生们，各种各样的走路疾病形态逐一加入，极大地丰富了文学词汇；蹒跚步态、摇摆步态、剪刀步态、螺旋形步态、摇晃步态、拖曳步态、摆动步态、癔症步态、小心翼翼的步态、老年步态等。对人类行走和运动功能方面严重疾病的神经学描述，确实丰富了想象，带来了漫画的夸张效果。而在当下，我们从来不会对正常的走路做任何文学性的描述，即便是在浪漫的氛围中！然而在 1883 年，某位自称 Honoré de Balzac 的人发表了一篇题为《步态的理论》的文章。在这篇资料翔实的临床论文中，他以一种夸张漫画的手法，尖刻地对自己所处的时代进行了社会和人文方面的描述，以近乎科学的方式刻画了同时代人们走路时的动作姿态，无论是社会名流还是无名小卒。

第四章

支撑身体和治愈疾病的走路

开始时，主体处于站立姿势，双脚基本保持平衡。身体微微由右向左，或由左向右摆动。此刻，他整个身体的重量和中轴线位于一侧的腿上，是左腿还是右腿并不重要。这条腿就是推动动作和推动力产生的那条腿。从此刻起，在头部、髋部和支撑脚（另一只脚已经部分离开了地面）三者间形成了完美的垂直线。

正是从这条支撑腿和垂直线中，产生了推动力，脚的原始推动动作，将整个身体带向前方。

在支撑脚推进的过程中，另一只脚处于腾空的状态，准备落地（此时腿并不是向前甩出去的）。主体的一只脚以这种方式"着陆"，它几乎完全是水平的（而非后脚跟接触地面），此时下一个完美的垂直线形成。

这一时刻至关重要，因为它独自定义了走路的同步性。

如此，只有当另一只脚在脚趾的推动下结束推进过程时，接受身体重量的那只脚才能水平置于地面。在后方的脚结束推进动作，与"前脚"平置承重，两者如果不在同一时间发生，整个走路过程便会不协调。由此可能出现小碎步的情况，也可能出现推动力产生于膝盖部位的情况,还有可能出现脚趾不收拢、不产生作用的情况。

脚推动的过程,其时机和长短,对于动作向骨盆及整个脊柱的延伸来说非常重要。

这个过程的达成,得益于所有脚趾的动力及张力作用的加入。我们还可以将脚趾作用的重要性与手指在握手动作中的重要性相提并论。

一旦脚趾发挥了作用,肩膀的动作就更重要了。

在脚推动的整个过程中,产生推动力的下肢整体延展开来,处于一种真正的伸展状态,而不是我们所说的主动收缩。

这种下肢的延展—伸展相较肌肉真正的等长收缩而言,与下肢产生推动力时其屈肌和伸肌的等长张力更为相符。此外,膝关节处于一种几乎完全的人体构造学延展姿态。

在这个时候,只有推动动作产生的那只脚是主动作用的。它独自承载了我们身体的垂直性。

这一点在下肢后部整体肌肉链的胫骨腱膜柔韧性缺乏的情况下,尤其值得关注。在每一次推动动作中,整体后部肌肉链的伸展在跟骨提起前将达到最大。这种动力伸展在每一次迈步时,都会激发胫骨腱膜柔韧性的缺失并进行对其修正。这里我们能自然地想到,这种能够激发某些过短跟腱的柔韧性的动力学工程,在一定程度上所能带来的益处。

推动力产生腿腘面的伸展,最终保证了脚部推动动作所需的理想时间。当脚的这种"展开"的有效时间缩短时,步伐就会过短,行走速度也是如此。

这种推动式走路的动力学展升还具有其他积极的结果和功效,特别是针对腹部中心区域的姿态平衡所进行的动力产生和校准。

相反,在非推动式走路以及在某些患者腹白线开裂的情况下,腰椎的压力过重,承受着通过骨盆和髋—股关节传来的来自下肢的力。

通过机械传播的作用,在每一次迈步时腰椎都受到了震动的创伤性应力,它通过骶髂关节向脊椎最底部的后关节骨突区域传播,这正是用力和走路时疼痛的来源。

在非正常脚跟着地的走路中,脊柱同样承受着冲击,并进行着一种问题十足的脊柱过度前凸运动,最终导致行走时腰部的疼痛。

在最为严重的脚跟着地走路中,常常可以发现胸部存在向一侧摆动的情况。这些非正常的动作,往往是严重的腰部疾病产生的元凶,比如脊柱前移。

我们无需解剖学知识也能很容易理解,在非推动式走路过程中,腰椎以一种异常的方式将动作传递给背—胸部区域,然后至脖颈—颈背区域。这种腰部的机械传递,其垂直性产生于椎体过分靠后的部位,因此是非正常的。

最后,推动式走路确保了走路过程中力在腹部中心区域的正常传递。

采取推动式走路的方法,能够实现对另两种疾病的预防性治疗:早期的髋关节疾病和臀中肌肌腱炎。

由后脚推动而产生的推动力引发了推动力一侧的髋骨向另一侧髋骨的摆动动作。这个动作事实上是一种横向的、平面的和斜线的转移,它来自于一侧髋骨向另一侧的对角线运动轨迹。它完全有别于一种髋部和臀中部的外部及深层肌肉放松的扭腰动作。由一侧髋骨向另一侧髋骨做平面和对角线的转移动作,其过程中并不放松肌肉,能确保身体垂直重心由后至前的转移。

这个动作反馈出髋部外层肌肉伸展,臀中肌肌腱炎得以缓解的良好感觉。此外,在每一步迈出时,它巧妙地运用了髋关节。我们知道,髋部关节疾病(髋关节病)的早期表现,在于关节外展和内收的幅度在机械运动方面受到了限制。至于疼痛,则常常反应在膝盖部分。

支撑走路法的推动动作,对于髋关节功能的维护是一个非常好的工具。因此,来回往返的平面对角线运动帮助拓展了关节的外展和内收,调动起很大一部分的髋部表面关节。支撑走路法的这种对姿态以及本体感觉所进行的特别拓展,在防止早期髋关节疾病恶化的预防性治疗中不可或缺。它在患者使用其他有效的治疗方法,如运动水疗法,或是对所有坐姿进行预防性纠正之余,还能够使其对自身的关节系统进行养护。

怎样走路才有益于健康

支撑走路法的推动动作。背面视角。右脚发动。

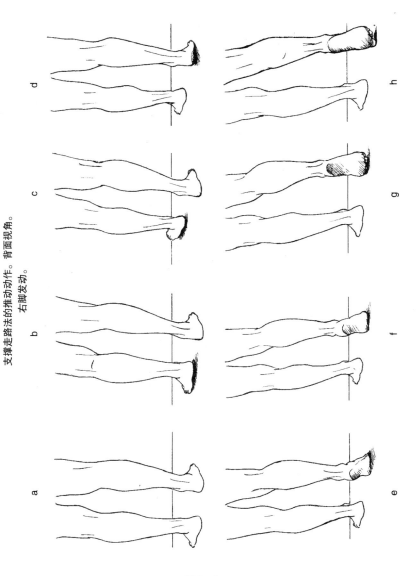

图 4－1

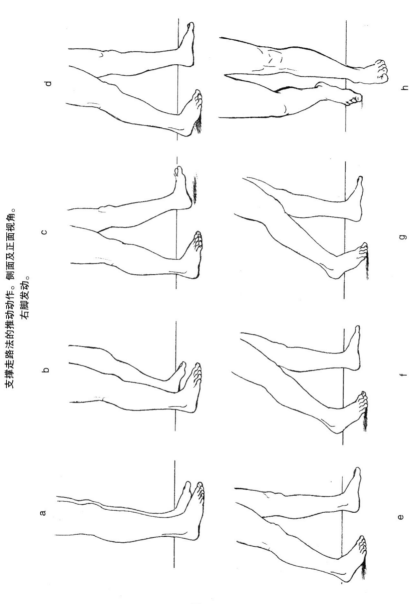

图 4-2

推动动作改变了走路的整个生物动力学

首先,起推动作用的下肢的整体张力一贯而直接地转化为腹部—骨盆部的张力,以此在脚和胸腹膈膜间生成一种持续的张力。这有些像推力直接向上传递至膈膜,仿佛我们有着某种和谐的圆锥形的推力,它的顶端位于脚部,底部则是两个横隔顶。

这个动作的益处在于,当推力位于中腹部区域时,从此不再传递至腰椎,而是通过腹部—骨盆范围的中心区域,该区域被产生推动力的那只脚和胸腔前部之间良好均匀的基础张力所包含。

其次,我们可以想到,这样的动作在预防脊椎滑脱类疾病有害机械应力的产生方面具有重要意义。脊椎关节后凸所受应力的减少、减轻,对腰椎的体前区域部位大有益处。转化而来的力通过前位移转移到了中腹部,或者更粗略地说,转移到了身体中部。

这种新型的生物动力学方式,使我们能对某些脚部和踝部疾病的诊断和治疗工作进行重新审视,这些疾病的来源可能是功能性的。

一旦针对患者脚—踝的临床检查和治疗计划,在没有进行走路机制全面性预查的情况下开展,脚—踝疾病通常会被认为是走路出现问题的先兆。

相反,在走路未被良好组织的情况下,其本身可能是脚部和踝部单纯的生物动力学微创伤的来源,这种考虑如今说来也并不矛盾。

因此,除非展示错误,步伐的启动常常被整骨医生和康复训练师认为是从前脚和后脚跟的支撑力开始的。这种解释恰恰来源于传统的功能创伤学观点,但如果从推动式机制的角度重新审视,考虑到步伐和走路的生物动力学所存在的大量可能性和康复前景,就能发现它存在着部分性和局限性。

　　在我们的临床探索中,观察不再仅仅适用于前脚,而应该调动起最大的动力学可能性,发挥推动脚和脚趾整体屈肌的作用,或者更广泛地说,发挥主体在运动中的整体姿势及本体感受的作用。

第五章

视觉、运动功能与走路

当原始运动冲动是致病原时

数十年接收和治疗患者的经验,使我能观察到走路的原始冲动所具有的各种不同的人体运动功能和个体特征,其数量之多不胜枚举:包括其产生的部位、形式、质量。我也因此能察觉到,在某些人身上,走路整体动作的发动,以及整个运动功能都有可能依赖于视觉区的过度控制。

从生理学角度说,原始的"视觉冲动"总是正常的,它发动了走路,往往决定了走路的方向。它发动于任何地点、任何生活场景,无视照明情况。除了完全的意识性感觉外,往往是第一眼决定了大致走哪一条路,或是跟随哪一个人。

但这种视觉冲动并不是永远正常的,尤其是当它超出正常范围,导致视觉形成了一种关系和冲动的独裁形式,凌驾于运动功能之上时。在某些情况下,视觉可能引起走路程序以及平衡控制的紊乱,此种情况并不意味着双眼视力受到了影响。事实上,对走路的诊断要求研究和辨别是眼部运动功能相关的紊乱,还是视觉的心理生理学维度,即视力的问题。

为了能理解这些视觉运动功能的功能障碍,让我们对婴幼儿时期做一个快速的回顾。我们每个人都知道,当一个孩子坐在离大人几米远的地方,背对着大人自顾自玩耍时,完全能感觉到在他周围发生的一切。孩子在聆听和理解大人时,并不一定需要用眼睛看着。这些是祖辈传下来的具有代表性的教育和道德准绳,它将某些行为规范和身体语言,作为人际关系中良好行为的标准。因此,我们中大多数人从孩童时代起,就接受了在听对方说话时要注视着他,以示礼貌!事实上,我们根本不需要在听别人说话时注视对方,这行不通。恰恰相反,这样会麻痹和限制每一个人保持完整注意力,聆听以及协调思想的能力。这并不意味着在对话中避免与他人的视线接触,反而意味着要知道时不时地将视线落在对方身上,因此需要具备视觉功能的灵活性。

更具体地说,"冲动"是一个微妙的动作,不存在转移,它精细而又充满能量,组织了一系列的预动作。

这些预动作旨在为整个身体的整体运动做准备。它们是初级的神经肌肉运动。动力的这些初期动作呈现了每一个主体自身的姿态和力量结构。我们先前已经见到了婴幼儿在人际关系生活中获得神经的发展和成熟。在某些情况下,所有的初期动作可能会过分依赖于视觉控制,以至于仿佛主体的所有运动功能和动作都由视线在指挥着。

这种情形远非罕见,而那些视觉在推进动作中占优势的患者们,在各种形式的人际关系和运动功能上都受害颇深。

在幼儿能够行走和直立前,对其原始冲动和早期动作进行观察,能够使我们了解运动功能在发育过程中,可能受到对幼儿各种负面、主观的干涉和限制的影响,甚至扰乱;对苔丝和吉娜的诊疗,已为我们提供了一个生动简明的例子。克罗蒂尔德和阿尔贝托·贾科梅蒂的例子也正支持了这一临床说法。

对婴儿的抱持和对孩子的照料,能够精确发展孩子与成人之间高质量和适度的运动和语言互动关系,它远远超越了视觉层面。日常生活中孩子与父母之间的所有联系,包含了一定量的感觉和感官信息交流,参与了孩子的运动功能和情感的成熟。在交流过程中,孩子的运动和感官能力、缺陷,与其父母自身的感官—运动和身体素质能力相呼应。

然而,婴儿或幼儿与其母亲或父亲之间某些早期的关系,可能导致孩子在情感和身体方面产生紊乱,但不为人所知。

这种情况可能发生在如母亲处于潜在抑郁状态,甚至患有慢性抑郁症时。我这里只涉及一些影响到孩子和母亲之间的感官交流困难。母亲,或更宽泛地说,父母,当与孩子的身体接触缺失,即未被包含其中时,其投注在孩子身上过度或缺失的视线关注,可能让孩子产生一种结构性的不安全感,并由此在其自身的视觉区和其余的实体性之间产生某种断层。而后,从他最初尝试社会生活开始,孩子便会寻求世界及其所处环境的安全感,但其通过的方式却是过度的视觉。事实上,幼儿会在自己周围所说的话语、所感觉到的、见到的,即在对其最亲近的事物上,在对世界的体验中,寻求某种并不相符的视觉回应。

当早期的感觉—运动和情感交流不相符时,孩子在整合指令的一致性和赋予其意义方面面临更大的困难。他由此可能陷入一种视觉探察的机制,来发觉和依靠感知的一致性。他探察的结果又将事情变得更为复杂。有时,受其自身视线的控制,他不再能同时完成一些简单的任务,比如看、听和理解。他本身早期的视觉安全举动,在不知不觉中,变成了一种缺陷,一个调转矛头伤害自己的武器。他看事物的动作奇怪又困难,在别人和自己眼里可能看起来像个傻瓜。意识到并很好地了解了这种生理心理学紊乱的临床症状的存在,我们可以避免儿童出现或是加剧这种视觉与他余下的实体性和心理运动机能之间的断层。

儿童应该体验到成人结构性的存在,如同一幅感官信息的星座景象,和谐地各就其位;在简单、日常、普通的交流中,成人的目光不再僭越,而只是简单地支持和公正对待他的一举一动,一句话语。

更远地说,让我们设身处地,将自己想象成一个婴儿或是幼儿。婴儿与父母早期所有的交流反馈,通过皮肤的接触占绝对的优势,集中在脚部、腿部和臀部。这些交流对其自身来说,在时间顺序上先于视觉和手的社会接触关系。婴儿的臀部、腿部和脚部为他的推动动作,一种向胸部寻求食物和慰藉的本能的运动冲动提供了保障。一旦成人以一种托住他小脚或是臀部的方式,小心地予以其垂直的支撑,幼儿就会很容易被安抚。此时,孩子会听从这种接触,并常常用脚趾的动作对大人表示感谢,有时还会报以自发的微笑。

幼儿有着被喂养,以及在对自己的接触、话语、动作、目光和感情中感受到精确和平衡的一致性的基本需要;他需要由此通过感受和经验,辨认出照顾和贴近他的人。幼儿并不期望人们对他做一些滑稽的鬼脸和发出傻气的不合适的声音。

为了能对这些情况有精准确切的体验,我常常在进行诊断时,请父母像婴儿或幼儿那样躺下来。如此一来,他们便可以感受到自己孩子在接受照料或抱持时所处的那种最普遍的状态。

因此要注意,不要再三要求孩子对自己微笑。孩子微笑是因为感受到幸福和快乐,而不是因为命令。

为了开启良好的生活,孩子需要来自母亲的完整的,不多不少的目光注视,一种"不多不少"的对其实体性的接触,以及一种恰到好处的温柔情感。这些建议看似简单,但实际上针对的正是那些年轻的父母和祖父母们,他们总是不停地用目光来探索育儿方式,使自己安心。

不要忘记,充斥着的图像和诸如电脑、电视、iPod 的图像工具,对我们生活的影响何其巨大。而在我们的社会中,表象的重要性也不亚于此。我们的思考方式、情感反应和心理特点完全是神经的条件反射。1966 年,在《华氏 45 度》中,弗朗索瓦·特吕弗(François Truffaut)已激烈地揭露了这种社会的偏移。

镜像系统

镜像神经元是一种人类大脑神经元,位于皮质的布洛卡区(Broca)和 F5 区。当一个动作产生,或是其他人类(通常是在附近)准备做同样的动作时,它们就会兴奋起来。从认知角度说,这些神经元负责通过模仿进行学习。

虽然它们在 1990 年被意大利人库脉·李乍那迪(Giacomo Rizzolatti)发现,但直到 2010 年人们才意识到其对人类所起的重要作用。这些神经元使得婴儿能够对他人的动作,对周围的某个人采取的一系列姿势有着同感和自发地理解。这一切发生在婴儿与父母的早期关系和互动中。这种神经元复杂性,使得孩子能在其自身神经系统中投射出大人所做的动作,无论它最终有没有发生。由此他领悟了姿态动作的意图。当父母摆出照顾动作的最初姿态时,婴儿特殊的神经元被激活,告诉它们准备好这样的姿势,就如同在神经元层面,婴儿自身完成了与父母相同的动作。正是因为这个原因,这些神经元被称为模仿神经元。

与本体感受性质的皮肤与姿态接触相反,镜像系统的激活始于视觉—运动的刺激。孩子将经历过的与运动姿势体验的目的相融合;姿势和语言经历就成为了他自己的。得益于神经科学最新的发现,我们了解到,对于孩子最初的照顾姿势,应该被父母注解、命名,就仿佛这些动作恰是为他所准备,且只为他一人准备的,无论是此时还是以后。所有的姿势交流都是语言性的,话语为肢体语言提供支持,并以这种方式帮助孩子的感受和存在感发展。在动作进行过程中,我们可以随意地将为自己宝宝做的动作命名,直接地告诉他们,用一种正常合适的语调,再加上双手的动作,即加入我们的实体感。在这样做的过程中,在一种反馈的共鸣中,我们帮助他们建立起自己的基础安全感。

成年以后显现的后果

在诊疗过程中,某些成年人被激活的运动功能忠实地反映其在早期交流阶段的状态。因此,我们能频繁地观察到一些异常的初期动作,它们显示了早期的压力。运动功能的视觉过溢阐明了这一点。如果我们没有对此做出诊断,那么该成年人这种非正常的、创伤性的走路推动方式将会延续一生而不被察觉。这种诊断能在运动功能的整合中对视觉进行二次有效的重塑。视觉冲动过溢导致初始动作的不协调，随即发展到整个走路姿态的不协调，致使摔倒的发生。这发生的一切，就仿佛在和谐的运动指令和姿态柔韧性之间产生了某种脱节。

事实上，这些姿态的"偏移"在不断重复中导致了运动姿势的紊乱和生物动力学上的曲误。

在实际操作中，成年人的走路只有在由原始冲动发起的连续推动中进行时，才能被认做和证实是健康的：即由位于身体后方的脚产生推动。如果原始冲动以不同的方式构成，那么整个骨骼将承受运动、感觉、本体感受、感知的错误。

为了将这个整体动作融会贯通，就需要亲身体验、试验这个走路动作的分级顺序，同时还需要一位受过训练，懂得观察的医生的陪伴。一旦走路动作发动，并由一系列具体的推动作用延续，直立的感觉就随之产生了。同样的，对空间环境的感知也存在并发展起来，而同样发展的还有在触觉疗法中，尤其在围产期为人所知的基本安全感。

而与我们相关的整骨治疗和围绕矫形进行的康复实践，也从中获益匪浅，因为空间认知能力的改善与我们的每一位患者都息息相关，尤其是年纪略长些的。我强调这一点，因为这种通过支撑走路法对走路进行的重塑，加强了脚和下肢的运动和本体感觉的敏感性。

如果说走路是一种自发的无意识的行为，它并未完全丧失一些微弱的意识感受，我们可以对其大加利用和发展。这正是习得一种的新型走路方式，需要在一个复杂的计划下进行的原因,它涉及存在感、意识及整体性的本体感觉的发展。存在感和本体感觉意识适用于任何主体、任何年龄的人。这种习得对于年纪较大的人群维系良好的运动和身体活力至关重要。

而就生理原因说,人类无法控制自己的自主运动功能,也不可能用意念控制,幸运的是,用视觉控制更是没有可能。相反地,它在这种轻松愉悦的走路方式中能拥有更好的状态,更不用说这种方式还开阔了视野,通向新的空间感知。在视觉冲动过溢的某些形式中,运动功能似乎深受视觉缺失或过度的控制,以至于整个运动功能看起来受到了抑制,分崩离析。支撑走路法能大大纠正这种机制,还优化了视线在空间中的位置。

最后,对于人类来说这一切就如同面临一个选择:或者采用推动式走路,感觉被一种清晰的张力所唤醒;或者采用非推动式走路,存在感缺少,甚至微弱,尤其感觉不到自己的存在。

当视觉阻碍了走路

走路和视觉可能并不能和谐相处。因此,在大街上,任何时候,如果能花时间自由地观察我们的同胞们,走路时低头含胸的人们数量着实惊人,他们眼睛盯着地面,目光空洞,沉浸在自己思绪中。

在诊疗过程中,我常常观察到同样的现象。一些成年人表现出走路功能的紊乱,数量可观。这种紊乱来源于感官分离和本体感觉方面的问题,进而影响到整个运动行为。对于他们中的大部分人来说,涉及的都是视线调节方面的干扰。

更具体地说：感官过溢，这里尤指视觉方面，被描述为视觉冲动，即心理和身体同时参与的机制。

许多心理分析学家和哲学家都谈到过视觉冲动（pulsion scopique）：弗洛伊德、拉康、梅兰妮·克莱恩（Melaine Klein）、米歇尔·福柯（Michel Foucault）、吉奈特·兰博（Ginette Raimbault），这里仅列举这些。我所提及的患者们，都患有运动障碍，并且有以下几种形式的视觉困难：视觉缺失，视觉过溢，或是两者同时存在，相互交替。在以上所有情况下，运动中的身体和视觉运作之间产生了断层，从而导致主体运动功能、存在感和整体性的破坏。

Scopique 一词来源于希腊语 scopein，意思是"看"。在患者身上，其视觉功能，即看的动作，成为了一种调节和控制身体关系和动作的冲动。冲动是一种倾向，一种无意识或本能的动作，调节和引导着一个人的行为。这个机制十分直接和清楚，它是生理基础的，一旦视觉区域看起来命令、分解着每一个举动，它就会变得不正常。身体的整体运动功能呈现出这种现象，是因为它完全丧失了流畅性和连贯性。

在临床意义上，这种视觉优势在颈部和头部区域产生了一种垂直僵硬的压力，在静止和运动中都有所表现。更微妙的是，医生的视线受到了患者视线的控制，在不知不觉中，临床医生接受了来自患者视觉的指令和干扰。在这样的移动中，患者走路时看起来像没有接触地面，没有固定点，也没有稳定的脚部支撑。在所有遇到的例子中，视觉冲动过溢破坏了患者运动功能的协调和观察的一致性。

对这些生理致病机制进行治疗是可能的，但条件是需要遵守一个十分特殊的治疗协议。稍后（见第八章）我会阐述这项工作的一些首要基础,但接下来克罗蒂尔德的故事,已经能强有力地证明,在运动动力功能和视觉之间由病理性干扰所引发冲突的事实。

克罗蒂尔德,30岁,单身,大学教员。她有一双大而美丽的绿色眼眸,睁得很大。中等身材,棕发,肤色暗。在一位主张顺势疗法的女同事的推荐下,她来到我这里就诊。她跛行,长期承受着腰部和背部脊椎的疼痛。虽然长相算得上漂亮,但是表情却不怎么好看。她的目光僵硬、忧虑,常常空洞无神。眼睛和头的行动先于身体,以至于她在我诊室里所有的移动都是分解断续的,就如同一个机器人。动作的困难出现在这个勤于练习肢体动作、太极和远足的女人身上,显得十分奇怪。

我采取了一些整骨方面的治疗缓解了她长期的疼痛,没有采用椎骨复位的手法。事实上,克罗蒂尔德由于之前有着糟糕的回忆,对复位和整骨心存畏惧,但她也知道我的方法是不同的。

然后,她接受了对其运动功能所实施的治疗。渐渐地,在一位受过支撑走路法训练的患者的帮助下,她发现了如何轻松、安全地使用双脚、双腿、双手,自身充满了动力,不再受限于跛行,受限于一个缺乏灵活性和安全感的痛苦的身躯。在我们的共同努力下,她走路的动作变得和谐,事实上,克罗蒂尔德觉得自己的身体不但能够承载着自己,还能在走路时舞蹈。健康的垂直性被重新找回,她意识到自己很好,没有疼痛,颈—背部脊椎与颞下颌关节不再突然地卡住。

克罗蒂尔德开始觉得她能够轻松应付自己时不时地分解动力垂直性的倾向,她反倒是能够通过一种良好的警觉性的张力轻松地承受、平衡。她还感受到,之前使自己丧失了对地面的固定性,继而丧失垂直性的视觉机制,现在几乎能完全地避开。我们成功缓和了其视觉的过度引导,以摆脱视线阻滞的移动动作为基础,将视线变得尽可能灵活。通过某种方式,我建议她像有一个空间支点那样移动视线,就如同承载我们身体的双脚一样。

在这之前,在移动时,克罗蒂尔德的目光固定、集中,如同她只是在移动的一幅画里,思索着什么。事实上,她的垂直性和姿势一点儿也不独一无二。我们中的每个人都能观察到这种现象,在与朋友散步时在某些短暂的时刻,感受到他"沉浸在自己的思绪里"。这涉及一种对他人存在感缺失的感受。而对于克罗蒂尔德来说,这是一种重要、持续的现象,一种使其失去活力的、破坏其运动功能和垂直性的机制,阻碍了她依靠身体良好的运动能力推动自己前进。她这只"猫头鹰",通过视觉冲动,转过脑袋,调整身体准备起飞。

自从有了接触地面的新方式,她感觉良好。头部和脊柱的疼痛消失了。从前被视觉控制影响而被迫与之分离的身体的本体存在感,如今可以依靠了。她不再跛足。整体的运动性显露出来,运动机能的灵活性确保了安全舒适的感觉。长久以来,克罗蒂尔德的视线影响了自己教育事业的安稳,令自己害怕,而得益于这项治疗,她终于能确保不再受其影响。因为之前她所害怕的,正是通过自己的目光,投射在别人眼中的自己。这里特别涉及一些使自己受到他人视线影响的早期机制。许许多多像克罗蒂尔德这样的人在不知不觉中承受着由此带来的后果,成了这种现象的牺牲者。然而这种情况还是有可能被纠正的,只要知道了能够"重塑视觉运动灵活性"的治疗方法。

看得过多,观察过细,反而蒙蔽了双眼!

因此,克罗蒂尔德和我进行了一场效果良好的治疗训练,也就是说,我们成功地消除了她视觉的感官神经优势,通过对一种承载良好的、流畅的垂直性的感受,使她获得了安全感,摆脱了视觉的控制。她的问题很可能产生于早期,如今被抛诸身后,事业变得积极向上。但如果没有围绕视觉冲动对其进行的治疗,跛行是没有可能被治愈的。

第六章

本体感觉意识的发展

　　本体感觉是我们人体的一种功能,它依靠复杂的神经—解剖学原理,集感觉、运动于一身。它的存在使我们了解了,除了视觉与前庭器官以外,人体肌肉—骨骼器官在姿势、平衡和走路的控制中所起的作用。

　　我们的身体在各个阶段都拥有感觉接收器,能对自身和周围环境、动作、空间位置、温度、疼痛、速度、机械压力等进行测量。这些人体感受器对信息进行测量、分析,并将调节信号传递给肌肉。它们持续地为我们的高级神经中枢,特别是脊髓,提供运动器官的空间、静态和动态情况。此刻,与我们相关的是对走路产生影响的本体感觉信息与反应。

本体感觉器官

　　肌肉　包含了神经肌梭,它们是平行于肌纤维的感受器,肌纤维来自被称为 1a 和 2a 的神经纤维。这些神经肌梭能感受到牵拉刺激,获得肌肉的长度、空间位置、速度和收缩特性信息。

肌腱 有着被称为高尔基腱器官的感受器。这些感受器位于肌肉末端,传递着肌肉中心及周边张力状况,以及其收缩质量相关的信息。

关节 我们的关节被一层膜及韧带包覆,它们拥有自己的感受器——高尔基关节体,负责获取关节在空间、运动方向中的位置相关信息。

皮肤 其他的身体感受器同样负责运动的信息处理,它们是 Pacini 小体和 Ruffini 小体。"Pacini 足底皮肤机械感受器",在脚底的真皮层十分丰富,对于姿势的感受起着极其重要的作用。它们的活动说明了皮肤与肌肉、肌腱和关节感受器一样,也是本体感觉器官之一。

支撑走路法尤其利用了对本体感觉感受器的刺激作用:

·对手部张力及其在双腿动作中同步性的空间定位的利用,加强对足底受力和平衡的感受。

·"手—眼—脚"协同力量循环激发了对姿势平衡、垂直性、两脚底部及之间受力扩大的感受。

·脚趾动力学作用的激发,刺激了最后一节趾骨的髓感受器及足底屈肌的介入。

·脚步的推动行为调动了所有的运动和感觉器官,脚部和踝部的屈肌。该行为以同样的方式运用和刺激了整体下肢的感觉及本体感觉的苏醒。

·对腹底部张力精细、轻微的运用,激发了对一种垂直姿势整体性的感受。

在这个运动和感觉的程序中,信息总是受感觉指引的。对于这个描述,需要理解或考虑的是,"一切孕育了一切",意思是对我们醒觉状态的张力的整体感觉,其本身就是一种本体感觉信息;反过来,这种整体张力行为又激发、培育了本体感觉链的所有机械感受器,为其提供信息。

对本体感觉的刺激、发展和维持是预防和纠正老年人和中年人非病理性摔倒的治疗方法。

如果没有任何个体本体感觉支持方案,功能训练的治疗方法只是一种简单的治标方法,对于中期的患者们无持久性和可靠性可言。这个论点并不意味着,激发主体的本体感觉资源和能力实行起来十分容易。相反地,它需要不断磨砺的来自患者们的临床和诊断经验。患者们总是通过其个人的不同情况,向我们揭示了其摔倒的医学原因。它们可能是生物学的、生物动力学的、药物的、神经的、心因性的,或是几种皆有。支撑走路法中对本体感觉的发展,意味着与患者一同努力,来激发其在走路初期阶段自身的存在感(见第三章)。

支撑走路法与本体感觉意识

本体感觉意识能发展出对自身和环境的高质量的存在感。它同时也是安全感的来源。正是因为它,我们才能仰赖有着良好支撑的运动功能及结构的感觉。

我们的心理平衡取决于一种内心深处的感受,即自身拥有一种承载性的、良好包含性的结构状态。就如同精神分析学家迪迪埃·安齐厄提出的那样,皮肤,我们身体的表层,通过其本体感觉能力,具备这种承载着心理的功能。皮肤的这种微妙而珍贵的属性超越了保护我们器官的角色。它强调了成人与幼儿早期接触质量的重要性,在最初的照料和抱持中,建立起基本安全感。另外,对本体感觉意识的激发也是触觉疗法的显著效果之一。

在支撑走路法中,本体感觉意识显示了由双脚开始,从地面出发的被承载的垂直感觉,如此这般,由低到高地提升身体的实体感。

第七章

学习有益健康的走路

最开始，支撑走路法的教导性陪伴，旨在帮助主体感受一种动力学垂直性的新感觉，从而使他能自己发现其所带来的积极效果。我强调这一点，是因为并不是说要教患者如何正确地走路：更恰当地说，目的是让他达到身心的平衡。我们帮助他通过某种张力，在基本安全感中，通过一种更好的存在状态，一种新的动力垂直性来承载自己。

这个过程包含了走路的神经—感官—运动重塑，是一种严格意义上的个人行为。就像跳舞一样，每个人都会将习得的动作个人化，使其带上自己的色彩。因此，我们基于的是一种动力的具有创造性的逻辑。

准备工作

以下说明由支撑走路法辅助的一个常规疗程是如何进行的。

首先，需要有一个足够宽敞的工作空间，以便能了解患者所有的移动情况，并在合适的距离对其进行观察，迅速地发现其走路中出现的最为精细微小的问题。

从在等候室接待患者，继而引导其进入治疗室，再到进行最初的面对面的交流，这些过程和患者的病例一样，都是诊疗中宝贵的时刻，因为从中能观察到患者精细的运动功能。无论整骨治疗的动机为何，都涉及理解运动功能和动作的紊乱是如何以一种慢性的方式，成为创伤性的、产生疼痛的机械冲突的来源。

这种诊疗为捕捉非正常运动行为、走路的整体姿势异常（如肩膀出现某些疼痛）之间的联系提供了机会。当然，这些功能的内在联系只有当主体不能解释其疼痛来源的创伤时才有意义。患者的病史和对其进行的细微观察能使我们迅速看清这一点。有一点至关重要，需要强调：绝大多数的患者会本能地忽略动作或姿态是疼痛产生的原因。这个问题是我观点的中心，因为有太多的人将自己的病痛描述为一种无可避免的身体衰退。他们从不会想到，自己的病痛可能来源于一般日常动作的紊乱，比如使用手提电脑时不好的姿势，或是用一边肩膀背着一个过重的包，日复一日！

我们常常想不到是自己步态失常，走路本身成了病原。原因很简单：我们的感官—运动和本体感觉神经并不能即时地、有意识地向我们传达姿态紊乱的信息。神经的警报来源于疼痛机制，但在疼痛感来临之前，没有任何其他有意识的信号传达给我们。对于一个运动中的主体也同样如此！对于患者来说，这种感觉—神经的盲目由于对病原性运动功能存在的本能性忽略而加倍，而所有这些理所当然会造成该疾病管理的社会和经济成本方面的后果。

诊断时间

在针对走路及精细运动功能的诊疗中,我们观察到了某些稳定的具有参照性的临床征象:

· 一只或两只手臂摆动的缺失。

· 存在胸腔侧边摆动的动作。

· 胸部、腹部和骨盆之间,缺乏动作的协调和连贯性,腹部无法支撑。

· 走路发动时存在动作从膝部发起的情况。

· 拐弯时犹豫不决。

· 目光固定呆滞或空洞无神。

· 过度心理化。

· 行走中两脚之间间距过窄。

这些临床运动征象证明和强调了走路紊乱的存在。它们中的一种就足以对稳定可靠的走路产生整体性的紊乱。

对于最简单的情况,这样的诊疗只需要两个因素,患者和医生。而在最为复杂的情况下,一定需要第三方家庭成员在场,尤其是当涉及孩子或是老人时。这种情况需要一种真正的信任,因为,我再次重申,这种运动功能是在幼年时期就成形的,需要亲近的人去回顾和引导。辅助工作的质量仰赖一种语言上的万分谨慎,因为当下做的一切都是为了患者,为了使它成为他自主性的一部分。这需要许多的观察和耐心。对治疗过程的重复是一项非常好也非常必要的工具。转化的质量决定了成功。

首先,最好能请患者在穿着衣服和鞋子时先走几步或移动几步。这种预先措施也是对一种本能的羞耻感的尊重，因为即使是在穿着衣服的情况下，在一位观察者，一位保健医生的目光注视下走动也是为难的。保留鞋子的做法在第一时间的接触中也必不可少，因为对于某些患者来说，穿着鞋子能保证他们正常地走路或至少是常规地走路。对于医生来说，第二，却是需要患者能够脱掉衣服，从而能更好地对其移动过程中的错误进行定位和确认。不过，在一开始，患者穿着衣服时，我们能通过布料的褶皱更精确地辨认动作。准确地说，这种方法最初由文艺复兴发起国意大利的托斯卡纳画家和雕塑家们（Jacopo Della Quercia）发明和使用，他们加入褶皱来更好地显示和塑造模特的动作，更准确地对身体在扭腰姿势中受力的轴线进行重现。

这个对运动中的主体进行观察的阶段非常关键：它能在细微处定位和诊断出动作在运动、动力学方面的"紊乱"。某些动作可能是缺失的，另一些被抑制了，一些有所保留，而另一些被称为运动障碍，从正常的动作角度来说完全没有逻辑可言。动作的一致性在这里与张力、速度、流畅性，运动张力的消失、不连贯，或是主体在运动中的空间抓取能力一样，是诊断的基础。

从治疗的最初阶段开始，通过特殊的训练，我让患者感觉到他将能够发展自己足底的灵活性。为此，我当即请他尝试体会在走路时，用身体前侧的那只脚产生一种轻微的推动力，如此来移动。我坚持这一时刻的重要性，因为需要他处于持续体验这种推动力的状态中。为了提炼这种推动的感觉，从诊疗一开始，我们就会进行某些发展肌运动感觉和本体感觉的训练。患者可以从这一时刻开始，对每一个训练步骤进行日常的练习。

脚趾和脚的本体感觉唤醒练习

为了加强脚部推动力的效率,我请患者加入脚趾的动作,先是在站立时,之后在走路的过程中加入。一旦脚趾变得活跃,通过一种轻盈又十分精细的对地面的攫取动作,脚部整体的足底屈肌就能完全地运动起来。但如果缺少了脚趾的这种精细的收缩,则在实际上,足弓部的肌肉就像是以最小的限度在工作,且不幸的是,永远如此!

在进行了一些"唤醒"脚趾作用的特殊练习后,我让患者体会在脚趾的作用加入后,脚的推动动作是如何变得容易和完整的。

站立,停止,我们中的每一个人都能体验脚趾轻微的收缩对整体姿态的影响。一旦患者熟悉了脚趾作用的参与,我请他感觉脚趾的收缩与加入的腹部张力之间的联系。他能感觉到脚趾和腹部张力之间的整体协调作用。紧接着,我请他在日常生活中重复这个过程:即在起身时使用或不使用脚趾。

双脚脚尖踮起,身体上下起伏几次,能使我们感觉到小腿肌肉,即三头肌在工作。用所有脚趾预先攫住地面,对该动作的重现,能使我们感觉到脚部足底屈肌最终能用更大的强度工作。

通过这一简单的练习,我们了解了在脚的一个单独动作中存在着两种动力形式。第一种情况,上升动作没有脚的积极参与;第二种情况,脚部的整个肌肉群处于醒觉的状态,有力地运作着。这个练习独自一人也可进行,建议患者面向墙壁,简单用两手支撑,双脚轻轻下降 3 次,使脚部肌肉活跃起来,并发展双脚的感觉—运动机能;接着单脚重复同样的动作,双脚交替进行。

不倒翁练习,双脚开列

患者直立,向左或向右保持双脚开列的姿势,一条腿稍稍向前,另一条在后。他需要仅仅通过位于身体后侧脚的动作,实现身体向前方的上升和推进。本质上,这和之前的练习相同,但在这里后脚的向上推动将身体带向前腿和前脚构成的完美垂直线上。后者不在练习范围内,它接收了身体的整体垂直性,并在动作结束时使其稳定。向后脚后侧垂直性的回归强化了屈肌的敏感性和力量。该动作使人感觉站立时自己的身体在摇晃。

这个练习很关键,因为一旦熟悉后,它可以在任何能保持站立的情况下进行:鸡尾酒会上、参观展览时等。

后退行走练习

这是个很好的运动练习,它可以在双眼睁开或闭着时进行,只要地面上没有任何可能引起摔倒的事物即可。它指十分缓慢地向后行走,后脚着地时需要十分干脆地止住,同时注意迈出的脚步与身体中轴线之间分开足够的距离,就如同在黑暗中行走时,我们在"倒退"时每迈一步都会寻求某种保障,确保地面能够很好地承受,而不会在我们的脚下塌陷。

整个学习过程需要医生的引导,他们应一直陪伴在患者身边。

它极大地发展了脚的空间灵活性,为支撑走路做准备。

之后患者可以单独在家练习,或是在室外公园练习,或是在场地清除了一切障碍物以后练习。

转身和转弯

当患者在行走、止步、静止方面的平衡性缺失时,该练习必须要有医生在身侧陪伴。我们强烈推荐这个练习,因为大家知道,摔倒最容易发生在转弯和走路发动时。

首先,定位患者在转弯时的个人弱点是必不可少的。通常,一个人总是从同一侧进行转弯动作的,而且常常是最脆弱、不稳定、不确定的那一边。此时,简单的办法就是朝另一方向转弯,重复相同的动作。

该练习需要有另一个练习动作的参与,它通过动作的分解和转弯时对双脚的优先使用来完成,就像跳华尔兹一样,并且需要小心避免该动作从身体的其他部位发动,例如头部的转动。这种情况下,转弯常常会变得危险,因为患者转动身体时,双脚和腿部并不能确保动作的协同作用从而帮助上部身体的扭转。因此它扰乱了双腿的动作。

因此,我们要反其道行之。由脚来进行身体的整个扭转动作。如果是向左转弯,就是左脚首先向左侧身体外部移动。在正确位置落定后,接着由右脚将整个身体推向左侧。如此,整个身体垂直地朝左侧转向,且没有扭曲的情况,十分的稳定。

这就是"眨眼"法则:转身,是从我们显示转身的意图开始的。在这里,眨眼被物化为转身方向一侧的那只脚。我们能自然地通过像跳华尔兹那样来进行这个动作。患者需要长期地重温这些本体感觉训练的时刻,以此将其融入身体。他

怎样正确地向左转弯，避免摔倒。
向左转90°

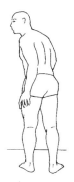

错误动作

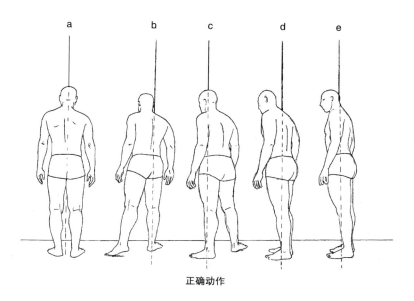

正确动作

图 7-1

怎样正确地向右转弯，避免摔倒。
向右转90°

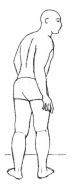

错误动作

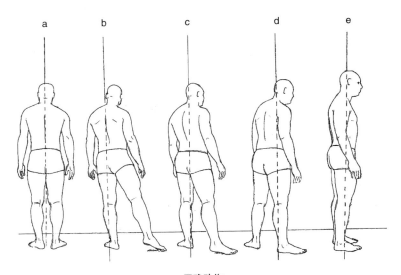

正确动作

图7-2

的安全和自主性深深地依赖于此。

就我的角度来说,在那些最虚弱的人们所展现出的积极性面前,我没有丝毫保留,以此将这个方法据为己有,因为我丰富的经验告诉我,他们的生存状态及身体的生命力会很快地从中获得益处。

脚的运动行为

当患者对足底支撑力的控制出现问题时,例如脚—踝力矩的外翻或内翻,或是脚踝存在极大的不稳定性,使其无法进行本体感觉唤醒练习,此时我常常会在脚的一些具体的、策略性的部位,通过弹性绷带或贴扎带的运用,采取一些会产生即时反应的刺激方法。

在这个十分具体的流程中,脚的所有部位都被调动起来,即时、自发地参与针对其用力和平衡方面存在的不足所进行的动力学纠正。举一个例子,如果在站立时向左腿施力,你的身体会自然而然地失去平衡,而我再轻轻地推一下你的右边肩膀外侧,此时你的身体会被迫出现两种应对方式:或者向自己的左边跳一小步,或者左脚反射性地产生一种侧边轻微的推动力,将你推向右边。这个例子简明扼要地解释了脚部肌肉是如何展现其反射和运动能力的,在极其不平衡的状态产生时,它为了维持身体的垂直姿态是如何应对的。

因此,事情就变得简单了,我们只需刺激脚的这种运动功能,寻求对其运动和功能缺陷的过度激发。还是同样的例子,在一个看起来似乎左脚过度受力的、左脚外翻的患者身上,我激发出其左脚的外侧推进肌肉的动力反应,这样就能够轻松地将整个身体推向右侧。这种对肌肉的动力学刺激在生效后,加强了患者对良好、正确动作的本体感觉的感受,而不用将注意力放在动作本身。但这个流程需要对脚的运动功能和本体感觉方面的不足之处进行预先诊断。这些刺激,在反复进行几次后,能够十分有效地重塑肌肉的运动行为,整只脚的受力会出现一种正常、和谐的感觉。

脚的运动能力得到了恢复,下一步就是使用所谓的"本体感觉"鞋垫,它们是某些足病学家为这种方法量身定制的。脚部和踝部运动、反射和即时的肌肉反应,运用了神经肌肉生理学上所说的"肌伸张反射"。

在这个例子中,这种肌伸张反射被某些明显失去张力的肌肉直接的过度激发所激活。其反应是即刻产生的,并且这些肌肉通过这种方式重新获得了张力和运动功能。这些对脚部及踝部运动情况的纠正性刺激,其探索和开发,或许为运动、步行和远足鞋类的制造商们开拓了广阔的开发空间。

两人共同迈出第一步

我请患者在我身边同一水平位置站好,在左侧或是右侧根据我当时的观察能力而定。我们将要肩并肩地一起走路。

一开始,我一只手平放在他的臀部,即患者的骶骨部位。这个动作使我能立即感觉到患者的整体垂直情况,从头至脚。通过这一最初的接触,患者能体会到自己整体的姿势情况。

接下来,我请患者做同样的动作,即接触我的骶骨部位。我事先向他解释,通过这种方式,他自己能够感觉到我的垂直性,并且这样做能使我们两个感受对方的行走、移动、迟疑和不平衡性。

我止住脚步站好，通过一种轻微的摇晃，请他感受我两条腿的受力情况，先是右腿，而后是左腿。如此一来，他能在他人身上感觉到受力、脚趾的精细动作，以及准备迈步时的推动力。

我同时请他感受我们周围的空间。与空间的融合对患者来说非常重要，这能使他避免生活在心理化的环境中，他能察觉到传达给自己的感觉，而不是通过视觉投射和脑海中的画面来寻求它。

从这一刻起，患者能够感受到我们动作的精妙的同步性。此时我们处于一种互动的联系之中，我们中的一人将能够发出开始走路的指令。我们如此这般在一段合适的路程中走了几个来回，节奏和速度有所变化，但一直处于对对方的推动式走路的感受之中。

这个陪伴的过程至关重要，原因如下：

· 患者感受到医生流畅、轻盈的运动功能，作为自己的参照，身体会记住它们。

· 医生感觉到患者动作的迟疑、错误，能即时将其向正确的方向引导。

· 准确地说这涉及两个人对运动经历的体验，它以对姿势的感受为基础，与学习跳舞的过程相似。

· 这个学习的过程通过身体对感觉的融合进行。

· 患者通过将运动功能的感觉融入身体进行对姿势的记忆。

备忘：

· 这种感觉—运动功能到达中枢神经系统，后者会将其作为一种新的感觉、感官、运动和能量信息与自身融合。

·信息至中枢神经系统的传达是有意识的,肌肉—骨骼系统将周围的信息上传至皮质,被中央神经系统接收的信息是一种新获得的能力,必然会有一种其他物体存在的感觉。

·这些概念使我们能更好地理解如何在任何一个主体身上,除却所有的心理化工作,使走路得以重塑。

在经过一番尝试以后,患者独自完成了自己最初的步伐。现在我们可以将所有能提高走路健康性、流畅性的因素整合在一起,即同时加入脚趾的作用,腹部张力的运用,还有在走路中双手所起作用的开发。

基底腹部张力的运用

我站在患者身后,接触其位于肚脐和趾骨之间的腹部位置,双手平放。接着,我请他让我感觉到他腹部肌肉细微的存在,轻轻地,不要收缩肌肉,收缩腹部,只简单地通过腹壁的一种紧张力完成。一旦成功后,他能感觉到自己达成了一项十分重要的姿态转变。

患者刚才感受到的,就是基底腹部张力。这种基底的张力,很好地、微妙地被调动起来以后,不仅确保了骨盆和腹部之间姿势和动力的一致性,还对腹—颈—头区域的姿态进行了整体性的纠正。

当这种张力被感觉、同化、吸纳后,会成为支撑走路的关键支撑力,因为它保证了动作和移动的整体流畅性和一致性。很多患者在发现了这种功能和通过其所产生的大量感觉(特

腹部张力的产生对整体姿态的影响

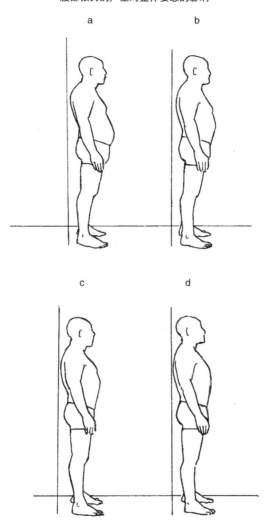

　　这里我们能看见姿态转变的连续阶段：a.消极张力；b.脚趾的攫取动作产生了上升至下腹部的张力；c.身体的整条轴线自发地后移；d.头部和视线的抬起。

图7-3

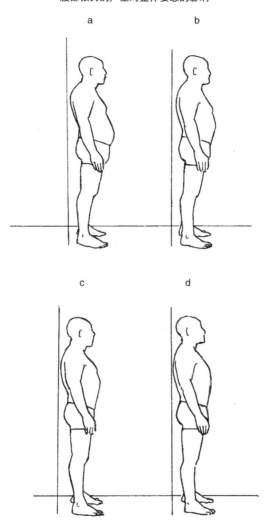第七章　学习有益健康的走路

109

别是身体层面)以后,感到惊讶和激动。简单地说,在推动及自然地支撑着自己的腹部的过程中,他感觉到自己正以一种最大的轻盈感支持着自己。我再具体地说,轻盈这个词来自于一种感觉,这种感觉由身体全部的肌肉张力的一种特殊状态传达而来。这种张力称为基底张力或是醒觉张力。

腹部—盆腔及会阴部本体感觉存在感的唤醒练习

婴儿在坐着时,臀部很好地支撑着他,此时一个简单的动作就能激发他的腹部张力:通过双手简单地接触,平放在他的腹部。从这一刻起,他的头抬起来了。对于成人来说,唤醒腹部张力的本体感觉存在感,在支撑走路法的实施中是极为关键的一部分,它是走路协调的中心。

站立

我建议患者用脚趾攫取地面,就地随意地站着。患者此时感觉到自己站直了,并且下腹部产生了一种轻微的张力。如果患者并不能轻易地感受到自己的张力,我建议他通过倒退行走的方式来实现。在倒退时,通过某种垂直性,患者可以很好地感觉到自己的下腹部和盆腔的张力。这个方法为激发身体的基底张力敞开了另一扇大门。

躺卧

患者在诊疗台上完全地躺平,我将双手平放在其腹部,并请他抵抗由此带来的压力。通常,他会收缩腹部或是通过横膈膜用力地推,而从来不会精确地感受自己的基底张力。因此,我请他更好地体会我双手推动的感觉,将这种探索延伸至我的手臂、我的垂直性,一直到我足底的用力。通过这种调整,他的感觉被提炼了,最终感受到了自己的腹部张力,继而是整个身体,仿佛这种张力被扩大化了。

坐姿

之前的两个步骤使患者能察觉到自己坐着时候的张力,此时两个坐骨支撑着他,他能完全地感受到两只脚平放时对地面的压力。

我们也用双手走路

如果首次诊疗的时间允许,我们的最后一个步骤是发现双手在保持走路的平衡,以及减轻双腿负担方面所起的作用。

我请患者在走路时对双手的放置位置加以利用。这个学习的时刻很关键,因为患者在真正意义上的对感知的探索,正是从对双手左右的体验开始的。手的作用过程如下:每只手都是空间的"感知的触角",它通过两只手在空间的交替摆放而实现。动作不应该是机械化的,相反地,每只手对其所占的空间具有感知性。如此,在前面的那只手探索处于身体前的空间,而暂时处于后面的手在此刻探索身体后部的空间。通过这种方式,空间被完全地探索、感知了,这归功于双手的交替作用。

双手及手指的本体感觉存在感发展练习

手的存在感是通过前 3 个手指的指腹之间相互作用所产

生的轻微压力而被感知的。当手轻轻地握上时，它也存在，此时所有手指轻轻地接触手掌，大拇指与示指相触。

为了扩大双手在空间的摆位，常常需要握拳轻微旋后。双手的自然动作与双腿完全相反。当左手向前摆动时，与之相交的是右脚，反之亦然。对于整个身体来说，涉及一个扭转的动作。骨盆的向右扭转与肩膀的向左扭转相互抵消。双脚和双手的推动确保了这个同步性。

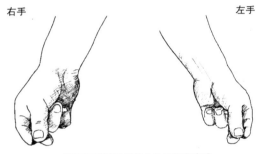

右手　　　　　　　　　　　　　　　左手

发展双手及手指的本体感觉存在感

图 7 - 4

手的存在在支撑走路法中是一个基本因素。它使我们的肩膀和手臂的动作非常和谐。有时，如果患者无法在空间中利用双手，它们本能地与髋部持平，我会采取其他的空间条件，比如双臂做烛台状抬起，之后我们就能将手臂重新下降至身体下方，在这个过程将这种感觉融入身体。这些对身体协调性和韵律性的探索与发现，总是与舞蹈有着明显的相近之处。双手在支撑走路过程中的作用，反馈了一种深层次感觉，即能够自己"牵着自己的手"，愉快地自我陪伴。

视线抬高的反射作用

双手在支撑走路中所起的作用,激发了一个重要的反射:视线抬高反射。视线抬高后,反过来又调整了姿态的整体垂直性,并且依靠前两节颈椎,对头的基础部位在水平轴线上进行了自发地重新定位。如此一来,视线就能延伸至远处。在诊疗的这个阶段,通过"脚—手—眼"的同步循环,患者可以察觉到自身能量和姿态的独特性。

"脚—手—眼"同步循环在走路过程中被激活了。如此一来,姿态张力的唯一状态激发了身体全部的本体感觉。双手作用的产生和加强,使得患者能"一步一步"发觉经验丰富的步行者和远足者们传统技术的一部分。诊疗过程中所使用的调节视线的各种不同的方法,尤其能使得某些患者所患的视觉冲动过溢得以纠正。在通过克莱尔的故事展示将运动功能与视线相结合的严格机制以前,我建议先针对一系列对视线的可塑性进行的重塑作一番说明。

视线运动功能可塑性重塑练习

在支撑走路法中,除了由内耳进行的本能控制以外,姿势的平衡性在很大一部分上是由脚、眼和手的同步协同动作确保的。眼的动作由动眼肌肉保证,首要任务是取得良好的运动张力。这些肌肉——每只眼球有 6 块——保证了眼睛的所有探察动作。它们受 3 对脑神经控制(第 3 对/第 4 对/第 6 对)。

在开始视线可塑性的重塑之前,我们来做一些关注动眼功能平衡性的练习。坐下、静止站立,接着在走路时,我请患者在所有的空间层面进行双眼移动的练习。

接下来,我请他停下站好,在探索所有的空间层面时,用同一侧的手遮住一只眼睛,感受从头至脚的整体肌肉的同步作用。

最后,我们用一些站立时缓慢的移动,加上足底本体感觉的整体控制,来结束这一场对单眼视觉和眼睛运动功能的探索。当患者获得了良好的静止和运动平衡能力时,我请他进行类似的练习,静止站立,但运用各种不同的姿势,例如,头部向左或向右侧扭转,处于头部和颈部弯曲或伸展的位置。

第一阶段结束后,我们进入开发视线可塑性的阶段,即视觉的心理生理部分。

面对面坐下,我请患者在空间中移动视线,注视具体的点或者事物,重复这些动作,不要盯着我,直接面向与他对话的人。如此,我使他能察觉到,他能够更好地表达自己、思考以及与他人交流,只要他的瞳孔不要呆滞不动,他就能更好地保留对自己的姿势和自身整体性的感受。

站着,面对面或肩并肩,我们重新进行这个练习,患者继续说话。与此同时,我移动到相对患者而言的不同位置,使他能够感觉到在什么位置,与别人保持多少距离,能够使为保留心理体感的整体性的交流变得更顺利。

最后,我请他在走路时,通过视线对空间进行探索,双眼交替用力,视线直接落在房间的某件物体上,有一个非常具体的最终目标。我鼓励他用这种方式运用自己的视线以及发挥眼睛的作用,就像他的双脚对地面产生一种坚定、具体的力一样。

这些练习是支撑走路法章程的组成部分,与双手、腹部—骨盆及会阴部张力、推动力的存在一样,是对本体感觉存在感的开发。

其他项目的运用也能根据患者的临床状况而定,因为每一场诊疗都是独特的,需要现场采用适合的方法与治疗过程。

治疗的局限

在接下来的实例中,诊疗持续了一年。首先我将话语权留给当时接受了这个训练的克莱尔。

我对她怀有诚挚的谢意。我要介绍和回顾我们的治疗过程,这是因为,从我的观点来看,在开始的时候,它涉及一个未完成的治疗情况,或者说是一个治疗的局限,它是由患者本能地强加的,而患者本人对此也许全然不知。

我们来听一听克莱尔是怎么说的:

"我每月一次来这里就诊。您向我建议的针对走路的治疗我很感兴趣。它帮助我意识到身体的运动,感受到身体的轴线。好几次,我都通过这种走路方式感受到了极大的自在。一次是在治疗当中,好几次是在另一次治疗结束后,还有一次是在一次治疗结束了至少一个星期以后。尤其是脖颈处的放松对我非常有帮助。它使我在所有意义上'放松了脑袋'。我感受到了一种极大的自在,一种内在的喜悦,一种放松,一种在空间中最好的'存在'状态。我还感到自己的脚底有了很大的敏感性,能够更好地感受地面,与周围的空间和谐相处。

"最后一次,在您的诊所里进行了不可思议的探索之后,从您这里离开时,我一直步行到自己家,在我看来,我没有丧失根源、磁场。我不知道怎么形容它。您也曾说过'女性化'这个词,这很贴切,但这个词,这种状态,我觉得有些吓倒我了(有趣的发现)。

"从那时起,我再没有找回在您的诊所中经历的这种不可思议的感觉。是我退步了吗?还是说它已经成为了我的一种常态,而我只是没有意识到在您的帮助下所得到的扩展的维度?我不知道。在我下一次来的时候,您可以告诉我您的诊断。"

起初,克莱尔在我看来像是那种很难帮助的人。从一开始为她设想解决方法时就很困难,从症状学上说有一种先验的简单性,而其临床形式却是非常的复杂,完全受身体和心理的影响。

克莱尔 39 岁,单身,没有孩子。她是教员,在家里工作,进行的是远程教学。中等身材,浅栗色的头发,淡蓝色的眼睛,她适当做些运动,生活十分健康。她听从了一位足病学家的建议,并由一位朋友推荐,来我这里就诊。一年以来她的右脚大拇趾(MTP1)强烈的疼痛,并向右脚踝蔓延。虽然并不存在创伤,但克莱尔还是去风湿科就诊了许多次。为了缓解疼痛,她一天冷敷 3 次。

在仔细记录了她的倾诉以后,我请克莱尔穿着衣服走动几步,以此来衡量她机械上的困难以及对其走路产生的影响。在她脱去衣服以后,我们重复了以上过程。我注意到她回避右脚大拇趾的用力,走路时踢踏脚跟的现象非常严重,膝外翻,步态滑稽。她移动时的整体姿势是向垂直状态的后侧倾斜,颈背、脖子僵直。她看起来就像是抹去了自己所有的脊柱弯曲。

令我震惊的是,她走路时脚趾非正常地分开,仿佛这样她能更好地保持站立,在某些程度上弥补自己偏后的垂直性。我常有的印象,相类似的情况,就是一个人脚不动,(身体)向后缩的动作,就像为了躲开一记"耳光"。

克莱尔害怕我对她的检查,担心之后会病得更重,她曾对我说,自己对什么都感到害怕。她呈现出一种探究的目光,像一只大雕鸮一样睁大着眼睛。在我检查之前,她非常紧张,因为害怕,手指几乎都蜷缩起来。"您确定之后我不会病得更重吗?"这个问题在第一次诊疗中她问了我 20 次。这非常罕见。在躺下时,她和站立时一样,脚趾非典型性的分开着。因为她有些僵硬,我请她和我讲讲疼痛产生发展的过程。这看起来让她稍稍冷静了些。临床检查的结果很清楚。克莱尔的脚踝背患有十分明显的柔韧性的减退,跟腱过于紧张,从而在每走一步的过程中,所有跖骨底部都产生了生物力学上的过载。我向她解释了这个情况,并提议对她进行一个快速、有效的治疗。它建立在她自己能完成的非常具体的一些伸展动作上。之后针对她的走路,进行一种有趣但必需的重塑,这必不可少。就这样,我展开了对她的治疗。

从这天起,我每两个星期与克莱尔见面一次,完善对应治疗的过程。克莱尔小心翼翼地做着伸展动作。1 个月后,她不再感觉疼痛了。良好的效果更使她定了心,给了她鼓励,她意识到在疼痛的产生中,走路的困难大有问题。克莱尔在这次治疗关系中的表现,介于成人和孩童之间,摇摆不定。这种无意识的双重态度,总是出人意料。我们一同进入了第二个治疗阶段,对走路的治疗。

克莱尔运动功能的身体表现令人印象深刻。单就她的整体运动功能一项,就很能说明问题。她所有的动作看上去就像"脱臼"了一样,像是一个木偶或木头傀儡。她的声音温和,单调,带着孩子气,而她的动作在这样的声音的衬托下更加显得奇怪。走路的时候,她的手臂僵直不动,头向左侧倾斜,整个姿势向后仰,看起来就像是被机械地激活、控制着。

看起来克莱尔并不拥有实体性,甚至操纵自己的身体也不行。她似乎听从着走路的命令而移动着,目光僵硬空洞给人一种在别处的感觉。在她松散的动作中,她看起来就像是受到某种精神控制力的影响,或是处于某种晕厥的状态。这种十分明显的运动不协调性,表现出对运动连贯性的阻碍,如同一种精神运动抑制的形式。

因此,我们开展了支撑走路法的协助治疗。

克莱尔开始向我讲述生活的不易,以及由可靠安全的垂直性所带来的除了走路进步以外的第二个好处,即对其个人生活经历的鼓舞。凭记忆,她终于能描述自己在日常生活中,对与亲戚们的关系抱有的恐惧之情。

通过培训和经验,我常常能认出将心理困难和运动抑制作用相联系的机制,并且,对这些情况的处理使我确信,为了确保在心理上产生良好的效果,达到动作姿态的和谐是必不可少的。

这明确表示了,我先前并不想向克莱尔强调,虽然看起来像,当我听她说话时有多么的全神贯注。

她已经太沉浸于自己的内在和精神世界了,如果我再问一些问题,这对她没有用处,这是为了她好。相反地,我让她感觉到,我能知道治疗的方向,在多大的程度上得益于她的实体性的支撑。

我在描述这些临床和关系的细节上十分谨慎,以此表明我对于这名患者的谨慎态度。我时常通过她紧张的感觉,体会到一种急迫,即为她找到有着最低限度的基本安全感的生存方式。通过一切方法,但主要还是靠她自己。因此,我的一些对于更好的可能性和方法的确定,我常请她要自己时时刻刻地来验证。

我常常被她的忧惧所打击,还有它们对她生存困难的连锁影响。心理、运动功能和智力似乎总是处于被惊厥、阻滞的状态,来让她偶尔成为完整的成年人。在这个时代,她只能独自在家工作。在生活中,她常常面临广义上的关系困难,包括与朋友们的,除了一个非常小的亲密团体。

十分、十分缓慢地,克莱尔开始察觉到自己能更好地感觉空间,尤其她能够在自己和他人间保持足够的距离。她认为,正是这样,一种更好的存在方式出现了。从她能够感觉到自己不再永远生活在对腹部的恐惧中的那一刻起,她一直以来的苦笑变为了真实而美丽的微笑。

我总是惊讶地发现,当一个人开始有存在感时,刹那间他的身上会产生怎样的一种优雅。意识到一个人深层的美丽,是一件美妙的事情。

我从来没有十分的把握能够帮助克莱尔改进她的运动功能,更不用说她的心理平衡。但今天我最终认定了,这种转变对我们助益良多。

我从没有将任何一次诊疗强加给克莱尔,而从来都是,现在也是,她想来的时候就来,并且她总是习惯性地更改下一次诊疗的时间。也许她通过这种方法,确定了我对于她的恒心和耐性,最后,放心地"着手"于这项治疗。

在我们治疗的最初阶段,克莱尔就好了很多。她在一家教学机构找到了工作。她有同事们,并且在经历了一系列职业生涯的规划后,一切都朝着好的方向发展。尤其是,她不再生活在恐惧之中。她培养并获得了能力,摆脱了一种永远纠结着的心理状态。

一年以前,是我们治疗的最后一个阶段。我们一起前进。尽管过程中的进步和快乐被克莱尔所认可,在广义上,当我们一起重新进行支撑走路法时,我注意到在她的移动中总是存在着某种形式的纯机械性的干扰。

克莱尔在走路时,还远远做不到柔顺流畅,某种因素阻碍了其步伐获得一种完全的稳定性,阻碍了对基本安全感的体验。

在某一个时刻,当她转身背对我向远处走去时,我请她慢一些,再慢一些,刹住脚步,然后用声音将她引向正确的节奏。然后……我看到的简直难以置信!我看见克莱尔,拥有了一种女性气质,在走路时有了女人味。而她自己对此是有意识的。我向她肯定,她能通过自己的力量重新达到这种状态,因为她在那时候很好地感觉到发生了什么,并且怎样做到。

这是一年前,在这次诊疗过后,她发给我的短信:"今天我重新找回了走路的魅力,我放松了头脑,感觉到了巨大的轻松感,一种真正的良好的存在。我有一种印象,像是刺激了分泌内啡肽的腺体!"

我谈到治疗的未完成和局限性,因为在一年的时间里我没有再见过克莱尔,也因为,在重读她说过的话时,我发现虽然一切都是以她的话语口吻说出和记录的，但她并不知道自己是否能够在接下来的日子里，找回她在治疗过程中发觉的良好的安全感。我当然希望自己是错的，因为我坚信，克莱尔已经能够尽其所能地，在我们的治疗过程中，好好地"行走"了。

我昨天晚上重新见到了克莱尔，离她上一次来就诊恰好经过了一年。她用了很长时间，向我坦述了对于一个共同所有权的问题如何做决定的烦恼，她微妙地，以自己的方式告诉我，她过得还不错。她与一个男性朋友有了恋爱关系，工作也顺利开展，与同事的关系也很好，具有建设性，她对自己的职业情况也很满意。她还在继续着我们对走路的探索，也不再对自己的脚感到害怕……

重塑的关键

对于一开始进行的不一样的步伐的体验，是一种内在的经历，对成年人来说也是如此。对于患者来说，这涉及一个特别的经历。相互的接触，通过基底部位的加入，以一种同步性的姿势，将其置于一种平等的关系中。这种学习的长处在于能实时地分享一种体验。这种分享，在一种直立的姿态下，确保了这种体验的所有深层次的渗入。但姿态的对称性并不意味着关系的平等性，因为这一治疗的时刻和空间是由医生发起的，并且引导着患者。

患者感觉到医生正感受着他的移动，他的精细运动功能，以及医生自己的，他和医生一样感受到了运动的微妙之处。这种体验的经历，给了他自己能成功的确信和保证，支撑着学习和陪伴的记忆。患者学会了依靠自己感觉的精确性,医生则给予其引导,使其更加确定。

这种陪伴类似一种形式的转换,这个项目就像是一种自学培训,竭尽全力将这种有着良好陪伴的身体运动经验,吸纳进自己的身体,为己所用。

这种与患者们的共同努力,常常驱使我阅读其他盎格鲁撒克逊作者的作品,比如约翰·鲍比或是唐纳德·W·温尼科特,因为这种陪伴的经历令我想起,这常常涉及到一种治疗方法,它有着很大一部分的儿科学精神。与患者一起,在某些诊疗过程中,我们追溯其运动感官学习的最初阶段。这些疗程往往充满了感情,而感情的记忆特定成为了一个固定和支撑点,来记忆支撑走路的学习。

正因为这个原因,我们需要知道这种陪伴的内在深度,以及其对于生理心理的一致性和平衡性的影响。为了知道这一点,作为健康医生,我们不可避免地需要自己先有这样的经验。

患者们常常十分渴望学习如何自己摆脱困境,以此来解决最受其困扰的生物动力学困难,尤其在获得了明显效果的时候。

自己治疗,有一致性和良好的感觉,能确保其拥有一种自主和自由的真实感受。对姿态的探索和学习,从人的角度出发,无论是什么年龄,往往都十分有趣。对于医生来说,这种趣味性总是轻松和乐趣的载体。更何况它加入了医学诊疗中,并完全成为了一种治疗方法。在我的医学范围内,这种趣味性对于我来说弥足珍贵,因为它是心理和身体上生命力的来源,患者和医生皆是如此。

对于医生来说,事实上也面临诸多挑战,因为这涉及在不干涉和不进行系统的延长的临床检查的情况下,对运动技能、动作和走路进行接触。在这个例子中,这涉及到什么都不要做,先将临床、视觉、动作的观察提到前面,从而抓住细微的病原。

这种需要时间、从容进行的态度,是与人类走路的本质相一致的。它将缓慢的限制强加给人类,使其能悠然闲逛、思考,冷静地观察其穿过的空间和经过的人们。赋予自己这个对人类运动功能进行主观观察的时间,同样也是临床主观性和观察严谨性的一种贡献。与之相对应的,是临床医学和整骨疗法触诊检查的艺术。

时间是我们最好的盟友

我们都需要时间来学习、理解。因此,将支撑走路融会贯通需要时间也不足为奇。每 3 个星期就诊一次,是学会支撑走路的标准基础。之后的 5 个特殊疗程通常来说也必不可少,它们在简单的医学诊疗范围内,使得这种陪伴得以成形。我们的两人医疗拍档的诊疗方法,尤其激发了患者在此期间的学习和动力。

然而,当患者将这种习得以一种个人的、稳定的方式在时间和空间中使用时,它的重要性就显现出来了。本体感觉的重复练习和对支撑走路法主要原则的掌握,对于患者来说是必需的,无论处于什么年龄。这种重复向患者展示了其对花费时间陪伴的需要,以及对医生持续性和信念的考验,就像孩子们对老师们做的那样。

　　这种对重复的需要，其特别之处也在于是"身体相关的东西"。人类在广泛意义上，与自己的身体和运动技能就关系不佳；社会、文化和家庭教育就是元凶。重复对于患者来说是对习得和自主性的一种保证。因此，当一个人，遇见另一个认为身体和实体性在存在上也十分重要的人时，这种情况就变得特殊了。这正是一位医生赋予身体的特殊的重要性，他请患者一同分享对其自己的身体的聆听、反思和探索，通过自己的资源；以一种缓慢的节奏，从容的，善意的，就像音乐家那样，最终他将从重复中获益。

　　重复使他能将身体的经验，重现的能力吸收、记住。时间是我们最好的盟友，语言的微妙差别得以运用，使得患者能理解医生让他做的事情。词汇对于患者来说是一个真正的障碍，他只能自己从感觉的质量中将其捕捉。每一个人对某种感觉或是运动都有着自己的经验，并有自己的心理表现。当患者将注意力集中在手臂的动作上时，请他感受自己双手的存在并不是一件简单的事，因为对于他来说，手在走路时不起作用，只有手臂在走路时或许有自己的位置。同样的，感受后脚的推动力，需要长时间的重复这个动作，才能对其有所感知。患者系统地观察其前脚的动作，往往不停地向前推动前脚，向前！对这一新程序的学习，需要医生设身处地，将心比心，用他人的词汇来表达。如此，在一段时间后，他能够达到一种动作姿势上的协调。

　　在此情况下，缓慢在两个人类之间创造了一种很好的结盟关系，以此来理解和说明同一件事：一个简单动作的学习。

对周围空间的感受

当患者自己重新找回了支撑走路的感觉时,他会察觉到自己感受周围空间的能力,无论是在什么样的地方。这种舒适的感觉,令人惊讶惊奇。它对于人类有着根本上的影响。

首先,对我们周围环境进行有意识的、非主动的察觉,会立即对过度心理化产生一种减轻的效果,尤其对于过度思考来说。头脑显得轻松。并不空洞,它是轻盈的,如同余下的实体感觉。

接下来,对于环绕、包裹着我们的环境密度的感知,反过来又使我们感觉到自身的轮廓、身体的轮廓。我们会觉得自己的身体被很好地装载着。

这些感觉加在一起,有利于形成一种自我感觉,称为"扎根感"。存在感、轻松感、生命力、自己在生活中牢牢扎根的感觉、自主性,这些都是存在的关键。感觉自己是一个主体,而非一个物体,来源于最初的接触,来源于肉体接触的质量,来源于父母在接触中的存在。这种感觉能够通过正确地维系一种自己的整体感而存在,日常的、在世界上和他人相处的整体感觉。这些就是使用支撑走路法进行辅助的一系列目的所在。

第八章

贾科梅蒂的情况

在探讨贾科梅蒂的病例时，出于对这位伟大雕塑家的尊敬以及对于他个人隐私的尊重，而避不涉及这个人物的传奇故事以及他的作品，这无疑会是一件棘手的事情。因此，我在这里主要关注于众多的证据，主要是他自己的表现，以及我对于他的绘画作品和雕塑作品的研究，以此来探讨他走路、身体和目光的临床问题。

阿尔贝托·贾科梅蒂喜欢说话。

人们喜欢听他说话。

这样做的同时，他在构建支持他的研究、他所追寻的艺术创作道路的理论。有时候，在听他讲述的时候，人们会觉得他是在用智慧与他自己进行着交流。

因此需要听他说话！

在谈话中，阿尔贝托会在探索前人的创作中形成非常有逻辑性的理论，给他创作的路线和内容提供资料，特别是塞尚（Cézanne），也包括丁托列托（Tintoret）、乔托（Giotto）、奇马布埃（Cimabue）、毕加索以及非洲和大洋洲的艺术。多亏了他诸多的作品以及影像，他现在还能与我们同在，我们可以看到他,听到他的讲话。在影像以外,詹姆斯·罗德(James Lord)为他所写的扣人心弦的生动传记也帮助我们更加接近这个男人的内心世界。

对我来说,为了研究他的病情,有必要预先有步骤地研究贾科梅蒂的肖像创作。绕这个弯的意义在于这会帮助我们发现这位艺术家在调节目光中碰到的困难。我邀请读者们进行一次有关这位雕塑家创作的旅程。

肖像的意外

所有的雕塑家或者雕塑老师都知道"肖像的意外"这个非常特殊的机制和风险。这个艺术性的意外出现在艺术家给活的模特塑造肖像的时候。

一个肖像雕塑家,根据经验,能够不仅表现出模特的特征,也能够勾勒出模特的性格,在黏土中固定和表现出其内在性。这就是在肖像练习中要达到的目标。为了创作肖像,艺术家要和模特一起花几个小时调整姿势。这样的姿势调整要持续几个星期甚至几个月。模特如果喜欢初稿,或是因为外貌特征与自己很相像,或是因为作品表现了主体活跃的存在感,或是因为它反映了模特喜欢的表情。在某个时刻,雕塑家会同意停止姿势的调整。

所有人都会对自己已经完成的作品感到不完全满意,更何况贾科梅蒂是个艺术家,并且非常不幸地,他将草稿的造型、表情和情感的特质遗忘了,他决定一个人继续肖像的塑造。

经过一段对于作品精雕细琢的工作之后,雕塑家不安地发现：他成功地塑造出了肖像，但这并不是模特的肖像；而是在模特面前展现的他自己的肖像。

他完成了自己的肖像。

也就是说：在肖像的完成过程中，在模特不在的情况下，贾科梅蒂只能在黏土中固定住自己的特征。贾科梅蒂所做的肖像雕塑贴近了自己的肖像。

肖像的意外所指的是一种特殊的人类身体现象。雕塑家的表现为我们解释了，以及向医生、心理学家解释了：人类和其他生物是不同的，他只能表现（复制）自己。

在这里，塑造模型的艺术家，通过他的手和身体的动作产生和投射了自己的影像，以便将之具体化到黏土中去，而这个时候他是孤单一个人。医学和社会学认为抑郁的人不应该待在家里，恰恰相反，应该鼓励他们尽可能处于工作带来的社会联系中，但他所在的职业环境中又不能存在利益冲突。计划、想法、艺术作品、医疗方法、新的活力都是在他人中间并和他人在一起时产生出来的。

贾科梅蒂的视觉感知是怎么样的呢？他患有走路和平衡障碍，以及深层的感知困难。他的存在性和创造性的抑郁症很有可能是这些问题初步可见的元素，而他的雕塑作品则是这些问题的艺术表现。

他的困难，并没有给他的创作带来羁绊，恰恰相反，它们被非常好地运用到了他的艺术作品中去。我们甚至可以说这些困难给他的工作以支撑和滋养，就像属于他的神话，因为最终，就像对于所有的艺术家一样，不能将贾科梅蒂的作品和他这个人区分开来。

"说到塞尚和其他两个人，"亨利·卡地亚-布列松

（Henri Cartier-Bresson）说，"他充满崇拜地说道，'那些是怪物。'要不是因为脸上的皱纹，他的脸就仿佛雕塑一般，不属于他自己。他的步态非常特别，脚后跟很靠前，也许他出过意外，我不清楚，但是他思想的步态更加奇怪，他的回答会远远超出你之前所说的内容，他从对话中得到一个轮廓，对此进行添加，然后打开了另一个方程。"[1]1925 年，贾科梅蒂在大茅舍画院（Académie de la Grande Chaumière）的安托万·布德尔（Antoine Bourdelle）画室学习的 5 年中，加入了超现实主义运动，并放弃了具象画和写生画。1934 年 12 月，他在与安德烈·布勒东（André Breton）所属的超现实主义决裂之后才重新拾起具象画。这次决裂的原因是布勒东引发的一次争论，而贾科梅蒂强调了他的担心，能否根据实体雕塑一个人头，（这个雕塑）不仅仅是相像，还能够将艺术家视觉探索的所有经验表现出来。

朝向走路的人

1938 年 10 月 18 日，阿尔贝托在圣女贞德雕像下被一辆车撞倒，当时他刚把他的模特伊莎贝拉送回宾馆[2]。他住进医院接受治疗，被诊断为右脚跖骨两处骨折。在腿打上石膏之后，他挂着拐杖离开了医院，他说："我感觉比出事故之前更好。"他回到位于伊伯利特—曼东街（Hippolyte-Maindron）家中的工作室。挂着拐杖走路对他来说就像一个节日，就像

---

[1] 亨利·卡地亚-布列松，阿尔贝托·贾科梅蒂，《眼睛的决定》，苏黎世，Scalo，2005.

[2] 参照詹姆斯·罗德，《贾科梅蒂传》，巴黎，Nil，1997.

拥有了三条腿而不是两条！他的平衡感重获新生，而他的环境空间感也完全改变了。

某种程度上来说，在与具象画对立的情况下，他感到可以迈出新的一步了……这就是为什么他使用拐杖的时间比本来需要的更长。在过去的3年中，阿尔贝托在肖像画上感觉筋疲力尽、无能为力，直到他为了追求某种现实转向小雕像的雕塑。这些雕塑介于存在与虚无之间。

"贾科梅蒂在雕塑小雕像的时候经常会感到绝望，这也是由于在美学上他感到没有办法通过雕塑的方法将一个形象放诸于它周围所处的空间中。"纳迪亚·施耐德（Nadia Schneider）①这么说。这是因为，在那个时期，阿尔贝托与一位模特经常合作，合作的过程是他感到与具象画冲突最严重的时期。在1936~1941年，他得到了解脱，由于他经常来往于法国和瑞士之间，在艺术家和他的模特之间创造了一种既是身体性的又是象征性的真正的距离。出于同样的目标，贾科梅蒂认为，由于伊莎贝拉在巴黎的圣米歇尔大街远远看过去，根据透视法则变得很小，使得他最终在日内瓦的德瑞沃（De Rive）酒店停留时，在酒店的一个天花板很低的小房间完成了比例恰当的石膏小雕塑。他持续着这样解除义务式的经历一直到1945年。

将阿尔贝托·贾科梅蒂的经历放诸欧洲历史的环境之下时，我们不能忽视第二次世界大战的阴暗时期对其作品产生的痛苦影响。贾科梅蒂视觉的感知和移动障碍在其1963年接受让-马利·德洛特（Jean-Marie Drot）的纪录片"蒙巴纳斯

---

① 展览"贾科梅蒂，危机的年代，1935~1946"，日内瓦，拉特博物馆，2009.

的黄金时间"中的采访时很好地表现了出来。

以下是艺术家在和模特进行姿势练习以及和人体具象画产生冲突时,对于自己目光障碍的说法:"我也许完全不是雕塑家!当我从正面看人的时候,我无法想象出他的轮廓,反之亦然。对我来说,很难在空间中把对象看清楚。我会把所有人搞混,我没有办法画出回忆。毕加索可以,我不行。哪怕你摆好了姿势,你也没有特别的特征,你的头变成了所有人的头。我不知道我在画谁。我连我的妻子也认不出来,这也影响到我的个人生活。每个人成为了所有人,但是每个人的特质对我来说是不可知的。我的哥哥在 2 年半的时间里每天对我摆姿势,我还是不能辨认出他的特质。有时候,我盯着人看,以至于让人觉得受到了打扰,这会让他们怒火丛生。当我和模特一起工作的时候,我总是感到人类崩溃的威胁,仿佛需要发展一种不可思议的力量来让身体直立,让生命继续。对我来说,人类的形象是让我知道我看到什么东西的唯一的方式。"

最后的两句话是可怕的。听到这些话,人们不清楚贾科梅蒂提到人类崩溃的感觉时,说的是模特还是他自己。他提到的这种崩溃的威胁也许是出于站立和行走时,他内在感受到的威胁感。他将这种崩溃的感觉用双手投射到了黏土中,也投射在了他那些细长和僵住的人物上,甚至投射到了走路中。可以确定的是,他在工作中得以继续生活,并在艺术联系特别是雕塑中升华了他的痛苦。

由于这些采访,在他的对话中,我们只会被他讲话的敏锐所打动。他提到无法避免地回到自画像对他来说就像一种真正的痛苦,这对于雕塑家贾科梅蒂来说是一种显然的失败。

他不知道如何看别人。因此,他也不知道他看到了什么。在经过很长时间的姿势练习之后,他观察到并且承认他之前所表现的是他所看到的东西。他的感知障碍、走路甚至站立的障碍,根据我的临床推测,来自于他原初的障碍,也就是说来自于他的幼年,当他还是个小婴儿的时候。

他的无力可能是来自于他的子宫内生活。对此的证明就是他那个名为"看不到的物体"的作品,一个非常棒的超现实主义雕塑作品,是他完全脱离与人类身体具象冲突时完成的。矛盾的是,这个雕塑是非常具有代表性的,因为作品是抽象的,不是具象的。作品对自我本身并用自我本身强调出了贾科梅蒂在具象联系中身体到身体的困难。这个女性的人物在双手中拿着一个看不到的物体,是否指的是母亲和婴儿之间一种肉体性的、甚至是爱的非接触? 这个对于眼睛和女性人物两手的接触来说不可见的物体究竟是什么呢?

对我个人而言,这是因为我今天在所有贾科梅蒂的作品中更好地理解了"看不到的物体",才使得这个作品在肉体上让我感动。贾科梅蒂是一个非常敏感又有着深层无力的男人,他很有可能患有固有感受和外感受退化症,也就是说,正如他向我们坦白的那样,他在感受和感知空间以及他周围的人上面有着障碍。特别是,他不能感受到自己的脚踏在地上的重量,也不能感受到自己的垂直性和厚度。另外,他不会跳舞,他做不到。这是由于他著名的雕塑"走路的男人"才让我们与他一起分享他生活隐秘的一部分:他对自己的身体的感受。

第九章

从健康走路到精细运动功能

　　"精细运动功能"是一系列细微的、非自主性的、非自觉性的运动组合，通常在人与人之间的接触关系中实现。但是"精细运动功能"也会产生持续性或规律性的紊乱，这种紊乱仿佛是深入肌肉内部的，和各种接触无关。这种精细运动功能被观察和显现在某些姿势和动作中，特别是所有空间姿势中。在所有最普通动作的运动功能内部，这些不规则的精细运动功能能够引发不协调和不和谐的动作、姿势、移动和运动回应。

　　这些过往经验透露出的不起眼的动作并没有表明有神经性的损害发生。它表明的是这个人当下存在的状态，通过身体性表现出他先前接触的情况。从某种程度上来说，通过身体性的动作，依靠精细运动功能和支撑人的肌张力，该对象对自己和他人表现了他当前和过去的存在：突出标志是他过往的身体和感情的痕迹表现。

紧张和关系

　　肌张力是人类生理性表现其活力和存在状态的初级功

能。它是通过我们肌肉在日常生活的各种情形下紧张的状态存在和表现的。因此，人在用力之前，或者在一次冲撞中的肌张力状态和在睡觉时的状态是非常不同的。

肌张力拥有多样性和适应性。为了理解肌张力的生理学，最好是要了解肌张力在各种情况下的不同状态。它是通过我们所有的情感和社会关系中各种微妙的反应表现出来的。

肌肉紧张也是父母和婴幼儿的第一次信息和身体语言的交流过程。在接触中，对方的状态在自身的接触经历中显现出来。

肌张力主要依靠被称为"神经肌肉纺锤体"的特殊本体感受器来运行。这些横纹肌的微小解剖学结构确切地说并不属于肌肉，而是平行于横纹肌纤维的感觉运动性的感受器。这些神经肌肉纺锤体受到称为"运动神经元 A 伽玛"的神经纤维支配。它们的敏感纤维是特定的。它们无意识的活动不受运动的主动控制。

"触觉疗法"的发明者佛兰兹·威尔德曼（Frans Veld-man）特别强调神经肌肉纺锤体的作用。他认为神经肌肉纺锤体在身体和精神感觉的互动中有着决定性的作用。这些互动参与到适合健康实践的心理触觉接触的不同模式。

撇开神经心理学的细节问题不谈，我们简单地回到以下四个概念：

基础肌张力　又称"休息肌张力"，也称为精神运动张力，是一种灵活的、弹性的肌肉张力，基本上是静止的，取决于人的精神状态。肌肉是在等待、准备反应的状态。这种形式的张力表现了我们休息时候的活力。它是非常个人化的，每个人的基础肌张力都不同。

警惕性肌张力 是我们垂直性的张力。它以自己的方式显示某种警告,一种启动。它确保对于身体当下的支持,不管人是站着还是坐着。这种张力活跃在没有真正活动和移动的动态情形下。它确保和稳定肌肉垂直的活动,同时表明了防卫的状态和主体的脆弱性。各个主体的活动性都不同,它也证明了其精神状态。警惕性肌张力的活动表现在例如和其他人的接近,特别是在害怕和自卫的情形下,在这些情况下,调整出警告和自卫的回应是必不可少的。

合理存在肌张力 是在共感和合理的接触过程中肌肉紧张的平衡状态。合理存在肌张力是"好的压力",它是活跃的,支配接触中的共感而不是意图。在身体性中,它表明了接触产生的互相愉悦的情感。

延伸肌张力 触觉疗法对此所做的定义,指的是能够融入到空间、物体、工具以及活物的功能。通过延伸肌张力,人们意识到重量、形状、物体的轮廓,就像"超越了自我"。这个描述与雷佐拉缇(Rizzolatti)对于镜像神经元的发现不谋而合。触觉疗法认为,这是一种对自己的实际经验和自己对于物体和地点的身体意识延伸的形式,它能够使得这些物体和地点的尺寸、重量和空间位置等与主体融合。

更普遍地说,肌张力的功能支持和支配了主体间非言语的交流。它超过了所有人类、社会和情感关系中的言语形式。临床学意义上讲,当提及治疗学和医学的接触中主体的张力性质时,肌张力有着决定性的重要意义。肌张力的临床表现建立在患者传达给治疗师有关他活力状态的感觉之上,以此证明其有效性和临床实质。总而言之,可以说肌张力通过其多样的表现显示了人在不同生活情形下的基础状态。受肌张力状态支撑的精细运动功能在我们的垂直度中成形。

因此,精细运动功能伴随和表明了所有姿势、垂直性和接触中的精神和身体肌张力的情形。在正常行走的过程中肌张力的活力被引发和刺激了出来。

走路时双手不动的情况

有些人在移动的时候好像在漂浮。指引这些人的是目光,而不是足底的推动。这些人非常脆弱,因为他们体会不到自己身体的感觉,也体会不到行走时身体的倾向。当他们的视觉控制受到昏暗光线的影响或者视力下降时,他们的平衡性就会受到很大的影响。

有些人在进行简单的动作时,姿势太匆忙、太快速也太突然。通常,他们会反复地受伤、碰撞和跌倒。这些人在空间感知方面有很大的问题,他们的感觉运动功能最好是非常精准,严格控制一次只做一个动作,在一段路程上一个点接着一个点完成。一旦他一次做了不止一个动作,他们就会受伤。

在让我的患者行走和移动的时候,我能够观察到,他们行走时腿部分开的自然运动中存在一些异常。他们腿部的运动就仿佛他们是在"一根细绳"上面行走,有一种在侧面活动的空间感,因此身体的稳定性就很有限。

另一些人在移动的时候没有胯骨和骨盆的动作。

甚至还有一些患者,尽管他们在走路,但他们完全处于被动的运动中。他们的肌肉非常缺乏活力,他们的行走仿佛是在肌肉沉睡的状态下完成的。他们的肌肉组织几乎没有被调动起来,身体的支撑是完全关节性的,在肌肉组织弹性的支撑下才得以完成。这些患者的姿势和动作永远是不平衡、不稳定的。

如果这些紊乱没有给患者造成严重的神经生物力学问题,那么之前的那些描述就没有太大的意义。我经常观察到他们在走路的时候双手是不动的。这种缺失导致他们在走路时两个手臂失去了自然的平衡,肩膀的运动也产生了障碍。摇摆动作的缺失从来都不会被意识到,但是它对肩膀关节产生的难以察觉的损害后果却是非常严重的。

躺着的姿势和身体的记忆

当患者躺在医疗检查床上的时候,他通过肌张力这个媒介,表现出细微活动和无意识的反应,而这些反应很大程度地表明了"原初"接触和关系的性质。由于患者身体的记忆,卧姿中的护理接触将患者带入过去父母给予他们最初的护理动作的经验感受情景中。

这个姿势没有被意识到,但是最初的接触和肉体交流的身体印迹一直存在着。最初接触记忆的肌肉表现是细微、敏感和无处不在的。

以下是三个例子:

一患者通过很大的肌肉放松,会突出一个和过去有关的姿势,一个对于接触被动等待的姿势,这种等待是没有止境也没有回应的。

一在反复冲向他人的过程中,通过微小的可预测的收缩,相反地,患者在集体中找到别人旁边的位置方面会表现出一种结构性的困难。

——通过在碰触时很强的防卫,患者表现了他真实的脆弱性或者他过去的拒绝,一种矛盾性的接触。

这些情况每个人都不尽相同,这证明了过去存在于肉体之中。当需要重新经历和询问这些精细运动功能的微小表现时,只有某些患者能够用言语说明他们接触时候存在的困难,以及这些问题与他们个人以前经验之间存在的联系。

在身体、言语和心理之间

在检查和护理,以及细心听取患者的抱怨的时候,这些细微活动组成了一个由言语和身体性组成的临床整体。它们表明了初始接触的过往身体印迹;通过口头表达和文字的结合,它们也证明了患者在接触的瞬间身体的再次表现。归根到底,诊病的某些时刻证明了运动功能、肌张力、情感性、患者作为诊治对象时候的状态,以及患者过去经历的同步性。

"精细运动功能"作为临床和治疗实体的整合能够使得医生采取一种新的治疗方案,并且能够清晰地感觉到在对患者的治疗中,分分秒秒我们都可以避免将患者当做物体来对待。

这个经验学习和实现起来都很简单;患者的实际感受和医生的测试则会彻底发生改变。

运动功能预测

——些患者预测的反应需要认真地加以考虑,因为这些往往是病痛的表现。预测的缩小可以在一些姿势和静止时的肌肉压力中被观察到。预测通常都是非常细微的。它类似于一种同步很差的动作、一种急冲，更确切地说像一种总是要在人和物体前面的状态，这种状态使得患者不能获得安全感。预测的重点在于一种担心在人群中与别人不一样的状态。这些细微的临床肌肉表现也可以是对于其他人特别依赖的证明。这些对成年患者的问诊能够因此成为很好的机会，帮助他们减轻某些障碍，实际上也使得治疗变成了一种心理疗法。

在另一个方面，对于一些精神分析治疗对象来说，在治疗时讲述在预测或者他们的动作抑制中存在的无意识的问题是很困难的。这就是为什么我鼓励很多在做精神分析治疗的患者通过费尔登克拉斯肢体放松方法、太极或者亚历山大技巧来恢复本体感受意识。而对于儿童的诊疗，我认为需要更多地注意对于这些细微的病原运动功能表现在孩子身上的早期检查。

下面的故事会让我们理解运动功能预测。劳伦佐是阿根廷人。他在大学从事天体物体方面的教学，年龄在50岁上下。他已婚，是3个孩子的父亲。我们几年来一直有来往。一个秋天，他在休假之前来看病。他仍然受着髋部疼痛的困扰，并伴有腰疼。作为老师，他经常坐着备课和批改试卷。为了弥补缺乏运动的问题，也出于爱好，他业余练习舞蹈，特别是跳探戈舞。

我让他走路，以便检查在走路的时候，不会变现出某些病变。事实上，在走路的时候，他的基底和髋部是不动的。他走路的动作是这样的：每走一步时，不正常地交替"放松"髋部。这导致骶髂关节过度劳累，并使得腰髂部韧带发炎和诱发中臀肌的肌腱炎。

因此我建议劳伦佐改变他的动作,方法就是首先在他面前表现他走路的动作,然后向他展示如何运用肌肉,抬起他的髋部和基底。我告诉了他运用腹部支撑的必要性,微妙地将下腹部肌张力运用到耻骨和肚脐之间,以便重新把他姿势的中心放在他腹部的中心位置。由于他自己很难找准位置,我让他仰躺,以便更细致地为他做检查。

在两次护理之间,劳伦佐这么对我说:

"你知道,跳探戈让我发现了一些困难,真令人难以置信。"

"你能够说得详细点吗?"

"是有关我预测运动的方式,我总是过于朝前,预测要发生的事情或者解决办法,最后,这使得我的朋友、同事和家人都难以忍受,特别是我的孩子。这经常反复发生。"

"问题就在于难以同步?"

"完全正确。"

"那么,如果我理解的没错,你似乎把一些通过你的运动姿势表现的东西与你心理的无意识元素结合在一起了。"

"是的,正是如此。"

"我认为你也许可以纠正它,只要略微更仔细地听从预测,舞蹈可以让你细微地改正体质中的这些机制。"

劳伦佐从检查桌上下来,我让他向我展示他的预测是怎么回事。我们以探戈舞为情景,劳伦佐现在是领舞。他对我说:"你知道,探戈最初在阿根廷是作为男人的舞蹈发明的。"

实际上,在运动的时候,劳伦佐的动作总是发生在我的动作之前,他的动作比我的动作快速和用力了很多。我建议他换种方式,尽管我也不是探戈的行家。"同样的舞步重新开始,但是你努力感受我脚底的垂直性和肌张力,在感受我的垂直性的同时让我跟随着你。"

很快,劳伦佐很好地带领着我,我们的动作完全一致了。我们的身体在探戈流畅的动作中非常同步。我跟劳伦佐确认,他的腰痛很可能是因为他的预测和他的努力在探戈中太过突出了。几分钟后,事情就变得一目了然,他可以自己加以运用,并重新表现这样的动作。第二天他出发去布宜诺斯艾利斯,参加一年一度的探戈比赛了!

以上例子清楚地表明,对于这位天体物体学家来说,想要理解和体会如何摆脱某种身体疼痛的机制,动作的运用是非常紧急和必要的。我承认这样的工作给我带来很多快乐,以医疗指导为指引,治疗的形式变得富有创意、有趣并且准确。这样的治疗形式对于一些患者来说富有效率,因为它是在符合伦理道德又具有医疗诊治意义的环境下进行的。

第十章

三段治疗对话

阿黛拉

　　阿黛拉的年龄是 33 岁。她每个月过来看诊 1 次。最初，她患有慢性右颅颈臂神经痛。经过长期缓解疼痛的骨科治疗之后，我们又将治疗方向转向某些有关运动功能和姿势的问题，这些问题很可能是疼痛的来源。实际上，阿黛拉表现出走路的不协调，特别是走路姿势的不协调，我们在之后的几个月当中对此进行了矫正。在矫正的过程中，她每天将很多学到的东西加以练习，然后验证其有效性。鼓励她坚持练习健康走路的方法并不断进步的，首先是非常具体和快速的健康改善，然后是我个人对未来效果的信心和经验，这些都对她的决心起到了支持的作用。

　　2011 年 6 月。阿黛拉这样写道：

　　"**治疗之前**。从成年开始，我椎骨的僵硬和疼痛一开始偶有发生，之后便越来越严重。僵硬和压迫感发展成长期的慢性病，有的时候动也不能动，这给我带来了失眠的困扰，有时候早上起床都会有困难。我的右肩几乎脱臼，从臂膀到脖子都很疼。身体的不同部分产生极度的僵硬和不平衡。有经常失去平衡的趋势。

"**治疗中**。在家经常做练习:不断做有利于关节灵活的舒展运动,调节肩膀运动的幅度和再平衡,最终身体总体得到一个更好的运动性。新的阶段建立在"重新学习"的基础上,对于身体正确运动的学习、通过走路的活动和身体日常的不同姿势理解身体的机械运转。我逐步掌握了另一种走路、直立……存在的方法。通过将重心更多地放在脚趾上,而不是脚跟上,我所习惯的小碎步就可以跨得更大,以前将重心放在脚跟上,使得我的身体很容易往后倒。我本来应该将膝盖弯得幅度小一点,这样在走路时骨盆可以自然地交替扭转。移动时手朝向外部的轮转使得手臂获得了平衡,这对于帮助我正确地走路有着决定性的意义。

"我理解到,这些我身体各部分的同时运动使得身体的运动性得到了最佳化。身体的各个层面被激发起来。我之前在走路时静止不动的肩膀和骨盆最终能够在每一步活动起来,激发了一种让我变得不同的流动性。这种自然的打开渐渐地纠正了我身体的右侧和左侧之间的不对称,特别是本来萎缩的右肩。肩膀情况的改善间接地减缓了我的压力和颈部的咔咔声。我的身体柔软了很多,我的肌肉系统也变好了。

"我同时也发现'腹部肌肉紧张'的重要性,它赋予了身体垂直性(也就是从耻骨到颈部的好的结构;骨盆、肩膀和下巴呈一直线,这缓和了我颈部的弓形弯曲,阻止我的头部朝后面仰,从而放松了我的颈背)。这一新的姿势使我的身体在走路时得到了更多的平衡。重新集中在一起的身体不同部分给身体带来了一种'整体性',代替了'分离'的状态。被身体力量、平衡和流动性的感觉丰富的这些关系也给予了我一种以前从未感受过的内在安全感。我在日常生活中感受到更多的从容和轻巧。

"如今,我僵硬和疼痛的压力感很少再出现了,当它们表现出来的时候,几天后又会自动消失,我认为这是由于我不再疼痛的身体重新寻回了它的活动性。我的练习得到了回报,因为不久前,我意识到我走路的时候不再想到要去纠正姿势了;我的身体最终记住了新的姿势,变得自然而然地正确行走。"

2011 年 12 月。以下是阿黛拉对于我们最后一次问诊的总结。

为了记下她最近的进步,她选择用一种她重新获得的自主性语气来讲述:

阿黛拉:"我不再需要您充当拐杖了,而且我也不需要拐杖了。我有了一种稳定的感觉,并且有了一种对于个人安全的确定性。我对我的姿势很有自信,特别是当下的姿势。我少了对于存在的忧虑,我很少再考虑很多。我在即刻中存在,更存在于自我之中,而不是在对他人关系的忧虑之中,担心自己给人的形象。我更多的趋向于本质和重点。当我正确地将脚踏在地面上时,我找到了机关。当我能够用脚趾抓地时我真的开始好转。"

针对阿黛拉的最后几句话,我建议我们再对其运动功能取得的最新进步加以研究。为此,我建议她感受到走路起始的关键程序。实际上,在启动的时候,主体才能够感受到运动的平滑和流畅在一根简单的对角线上——从髋部一侧到另一侧的传递。我让阿黛拉移动起来,以便亲自观察她走路最后的问题,我发现她在走路时,经常过于放松髋部的肌肉组织,因此呈现出不正常地腰部扭动。这个特殊细节的纠正对于避免某一步突然出现骨盆骶髂关节炎症来说是至关重要的。阿黛拉马上纠正了这个问题,她强调:"这完全改变了我骨盆的状况。"

以下是阿黛拉在这最后一次诊治后写下的:"我的骨盆在我身上有一种完全心理性的存在。走路时我骨盆的支撑机械性使得身体的姿势直立起来,也能让它放松下来。我重新占据了我本来应该占据的空间,或者说,我重新掌握了权力。我感觉这件事情更加值得纪念,在意义上说更加具有'存在的基础性',因为我更多地受我的骨盆支撑。这个新方法还没有完全被我的身体记住。我还要在走路时想到这个细节。与此同时,这个矫正给我的身体总的来说带来了一种不能忽视的肌肉紧张,而这更增加了我的内部力量感和平衡感。即便有时候我会感觉紧张,这种感觉也是很短暂的,突然出现的极少的咔咔声不再会带来疼痛。我的身体感到更舒服了,健康也得到了改善。"

苏珊

苏珊的年龄是 35 岁。她已婚,有 2 个孩子。她在格勒诺布尔的一所中学担任历史地理老师。2005 年 1 月她来找我诊治,她在走路时感到非常疼痛。她的两个胯骨患有先天性发育不良,两个胯骨分别在 20 岁和 21 岁时做过 2 次手术。经过治疗和功能训练,10 年中她的移动都没有发生疼痛和障碍。而当我们见面的时候,她在没有拐杖的情况下,移动起来感到很困难,并感到疼痛。苏珊觉得很痛苦,她最近接受的整骨治疗重点放在了两个胯骨的关节病以及一个膝盖的初期关节病上面。她所看的外科医生建议她在治疗中期铺设两个胯骨假体。目前,她接受的康复治疗是每星期 2 次去游泳以及打太极拳。

苏珊是一个比较活泼的人,虽然她的运动能力不太强,但是她的生活方式很健康。她教师的职业常常要使得她长期站着,而她不得不经常坐下,这使得她的疲劳感增加。在对她的运动功能限制,以及与疼痛性质有关的病史进行深入研究之后,我建议她走路,以便对她的运动功能总体情况进行评估。

从第一次诊疗开始,我就注意到苏珊移动起来很笨重,没有骨盆的偏侧性运动,两条腿交替着一条向另一条并拢,几乎每一步双脚都会交叉。她驼背,肩膀朝里面凹,又朝身体的前方冲。她走路的时候头朝下倾,眼睛紧盯着地上。她双臂不摆动,因此走路的侧面区域就缩小了。

我第二次在检查桌上给她诊疗时,并没有发现她在胯骨和骨盆的那一层面有很多关节或者肌肉的抵抗反应。但是我发现,她的下肢后部的肌肉筋膜有强烈的收缩,我确定地告诉她,轻柔和定期的拉伸护理一定会对她有所帮助。我给她做护理,然后让她学会如何自己做拉伸练习。

由于我的注意力放在了她行走的混乱上,我目前给她的建议,是给她展示如何更加流畅和轻巧地走路。我们花了半个多小时感受支撑走路法。尽管在运用腹部肌张力的时候碰到了一些困难,她还是很高兴地发现,她能够不再像之前那么笨重地走路了,而这是由于推进的运动。

我们重新开始了好几次,她在这一次治疗中得到了重要的进步。她因此可以尽可能地运用这个运动功能,在我的支持下继续所有的身体训练。接下来我们每季度见一次面继续治疗。

为了帮助她,我同时也给她看了我如何治疗这个问题的资料。

2006年10月,苏珊的情况有了改善,不过,尽管她努力将学到的方法加以运用,她的运动功能还是无法帮助她摆脱某些在傍晚反复出现的疼痛。

由于我们变得更熟悉了,苏珊告诉了我一些她的个人故事。

她接受精神治疗已经有3年了,目的是为了更好地协调身心,使得自己更加女性化。

在2006年10月的这次诊疗中,我们重新将所有必要的基础过了一遍,以便使得走路更加流畅。

但是,出了点问题。尽管她用力了,可她手臂摆动的幅度还是太小。于是我让她把手抬得高一些。这样好了一点,但是不协调。我看着她走路,突然,我让她停下,紧接着对她说:"你首先要使用你的手来走路,就好像是手在指挥你的身体,带领起走路的动作。"

我看到的景象让我激动万分:苏珊完全用非常漂亮的协调流畅的方式正常移动了。她重复着,以便掌握这种以两手的先决空间存在为导向的新的走路方式。

那一天,我们品尝了共同破解一个复杂难题的喜悦:如何改正陈旧的走路不协调。从此,苏珊的情况变得越来越好,尽管她意识到有一天还是需要动手术,但自从她知道了如何自己找到保健的、流畅的以及令人愉悦的女性化的运动功能,她就不再疼痛也不再害怕了。另外,她又继续进行远足运动了。

玛丽娜

玛丽娜,离婚,有 2 个孩子,年龄是 47 岁。她很爱运动。以下是她的话:

"我经历了几个月的疼痛,一会儿是在左脚的第二个脚趾根部,一会儿蔓延到两脚,先是针扎似的感觉,接着是麻木。我看过 2 位矫形外科医生。这 2 位医生总结说我患有左脚第二脚趾第一趾骨滑囊炎以及两脚外翻。这些不同的病变使得我走路的时候感到很痛苦,我每星期都会练习走路好几次,在假期会出去远足。

"治疗的结果并不令人满意,特别是右脚的情况。朝内的大脚趾现在总是会和旁边的脚趾摩擦,脚趾之间的距离也缩小了,因此没有了右脚前脚掌的支撑。

"在考虑进行新的外科手术治疗之前,我有机会接触了一个有关足部病理学方面的健康专家团队,也因此结识了雅克-阿兰·拉尚医生。

"在这个阶段,任何一种足病学家制作的矫正鞋垫或者运动疗法课程都无法让我的病情得到缓解。

"除了舒适的带有厚实鞋垫的平底鞋,我不能穿其他的鞋子。

"本来爱运动、充满活力的我感觉接下来就要变成一个47 岁的老太太了!

"从第一节骨病治疗课开始,雅克-阿兰·拉尚让我意识到我的走路是不协调的:是用脚后跟击打,而不是或者很少把重心放在前脚掌上面，没办法在一个脚上保持平衡（特别是右脚），在脚心不存在任何紧张性。在我的感觉中，每一步都需要一份努力，上半身'带动'下肢。我总是走得太快、脚步太坚决，但是这样使用精力之后，到傍晚的时候，我就撑不住了。是精神在支撑着我的身体，但这并不让人感到愉快。

"第二次，我们肩并肩地做练习，目的在于观察和感受到姿势的不同，之后可以采用新的'把一只脚放在另一只脚前面'的方法。运用后面的脚产生推动力，然后从这个原点出发开始活动，这个瞬间使得上身竖直了起来，身体'总体'前进，而不再是'头部先行'，腹部绷带、臀部、大腿在前进中收缩，下肢在运动，它们支撑了身体，手臂在摇摆，给总体带来一种柔韧性。人感觉负担变轻了，就像被拿走了一个重负，感觉带着一种内心的安全感固定在地面上，这种安全感随着经验的增加而增加。

"如今，我并不总是自发地按照雅克-阿兰·拉尚医生的规则来走路，但是，从我意识到这一基本的行为开始，我感觉到一种几乎即刻产生的舒适感，这种舒适感既是身体上的又是心理上的。这个治疗所积累的效果随着时间的推移对我总的状态产生了影响，我的疲劳感大大减轻了，而这也毫无疑问有利于我的冥想和定期的体育运动，使我获得了个人的欢乐。

"当我有机会试着分享这个经历，我更加确信这个简单的工作方法带来了巨大和长远的有益效果。"

第十一章

身心完整的感觉

活动起来的垂直性适应了一种存在的状态，一种由于支撑走路法而感受到的存在的感觉，这种支撑走路法，正如我们看到的，是一种流畅轻巧的活动。我接下来要试着解释我们的活动性是如何利用我们的心理调动起身心完整的感觉的。

精细运动功能某些混乱的存在，就像上一章节所展示的，揭露了主体幼儿时期的存在困难。精细运动功能的问题普遍地表现出来，或是在姿势的垂直性（活跃的活动性）中体现，或是在姿势的水平性（静止的活动性）中表现出来，或者同时在两者中表现。不管姿势的情况如何，不协调会作用于主体成年后的心理状态。

为了让大家感受到这个身体—心理的关系，我提出了一个简单的身心统一和平衡的概念。人是一个身心的统一体。在这个统一体之中，身体和心理是无法分开的。这个统一体也可以简单地称为"实体性"（corporalité）。这是一个我经常使用的词。人身心的平衡在一生中无时无刻不在进行着修正，这个平衡由于年龄和经历发生变化。人的活力也在变化发展。但是这个不断变化发展的活力中不变的是这些需求：

学习、发现、娱乐、发现生活的乐趣、爱和被爱、拥有感觉生活乐趣的能力、拥有安全感。

具体来说,所有人生来就应该要依靠在某个稳固的基础之上以防万一。某个在身体和心理上都实实在在安全的基础。人在建立起这个自主的生命基石之前要经历很多困难,但是,我认为,尽管有很多"启动"的困难,人还是可以充分地改善他的日常生活,哪怕他是和狼生活在一起。

身心统一建立在感觉和感情之上。

立足的感觉

这个感觉并不像阿尔丰斯·都德的《阿莱城姑娘》那样,有时候我们能感受到,有时候不能。这种感觉从我们迈开脚步走路开始,是通过来自启动运动的感觉信息,通过足底屈肌和诸多丰富的脚掌和脚趾的皮肤神经末端的传递得到的。这些神经信息将活动的总体信息反射到大脑皮质。神经系统拥有了一个新的活动姿势的数据。它并入了"一个新的活动",这是从地上出发,朝上直到头顶,参照一种新的、独一无二的垂直性。

对于支撑走路法的体验既是一种姿势的协调,也是全身的活动性统一。在这个意思上来说,它导向一种唯一性的、轻巧和自我协调的感觉。

更加客观地说,这种立足的感觉是拥有健康的"根"的感觉,是从自我而来的个人的根。这个"客观的"细节却是至关重要的,因为不再需要通过内心画面来获取立足的感觉。感觉抵达了自我。这个感觉是一个支撑的力量,是总体垂直性在轻巧性中的活动。

空间的感知和实体性的界限

当对自我的垂直性的感觉变为存在和固定时，主体能够感知和感觉围绕在他周围各个方向的空间。这个空间感知，**反过来**，在身体上确保了一种"实体性的容器"的效果。

空间感觉就像一个身体或是有形的空间，补充和支持了对于实体性轮廓的感觉。这样一来，主体有了存在于环境中和空间中的感觉。空的感觉和空间感觉的缺失被空间充盈的感觉所代替。这个对于实体性所起的容量支撑使得一些患者发现了例如有关他们身形、轮廓界限的感觉。这些新感知到的感觉对于源头为早熟的慢性抑郁的后遗症患者来说是基础性的。

对于一些人来说，发现他自身实体性界限的感觉战胜了内心深处的不安全感。这个观察把我们带向对婴幼儿时期存在状态的审视。当孩子从身体的、心理的和情感的支持和存在的环境中获益时，她就会感受到一种支持性的安全感。

一些孩子从此再没有获得过这种支持的感觉，不过，这种感觉是很肉体性的，并且有容易在身体和心理上发生崩溃的风险，特别是在哺乳阶段。这些非常现实的风险就需要婴幼儿专家和家长在建筑这个支持基石方面采取一定的方法，从而使婴幼儿充满活力。

家长自然不知道如何发现他们孩子的精细运动功能问题并对此进行引导，以及在需要的情况下维持这种支持性安全感。我向他们保证，这条诊断性、治疗性和预防性的道路对于大多数人来说都是可以达到的。对此，我们无疑有很多经验可以分享。

空间和与他者的关系

空间感觉的身体整合是调整与另一个人的关系的基础。

当下感觉的空间就像一个第三者,突然地介入了和他者的关系中。它成为了可近可远的人类关系中的调节器。我重点要强调的是这个机制在年轻父母和他们孩子的关系中的基础性意义。

儿童精神科医生和婴幼儿精神分析师很了解结构性的情感关系对于婴儿和母亲的积极效果,这种关系存在于"不多不少"的新生儿护理和哺乳中的身体接触。一种好的人与人的关系中必须要有恰当的空间和距离。这种良好的距离不会把爱排除出去。这种距离给爱提供了一个舒适通畅的环境。这种细微的调整确保任何一方不会入侵对方的生存空间。这对于我们与亲近的人之间的关系也是同样成立的。

在某些医疗操作中,例如骨科治疗或者触觉疗法治疗中,与一个躺着的赤裸的患者之间保持恰当距离对于避免过于亲密是非常必要的。这对于个人来说,所要保持的恰当距离是要精确到毫米的,只有在经过严格训练的人身边才能够学到。

在支撑走路法的全新体验中,感觉到与他者正确恰当的距离是毋庸置疑的。

感到头部轻松的舒适感觉

当支撑走路法完全被融入之后,人会感觉到一种头部轻松的感觉。这个感觉非常舒适,因为它符合减轻"过于思考"过程的能力。这对于深受反复出现甚至是强迫性的消极想法其害的患者来说是首要的。这种头部和思想的轻松来自于一种上上下下的垂直性的效果,这种垂直性一般是从地上开始,受到了很好的支撑,对于它的感觉能够放松头部。在实践中,人们发现如果一种想法被实体性的支撑和支持住了,那它就会是和谐的。相反地,一种反复思考产生的想法通常是没有效果的,对于别人很难理解,因为它完全不能回应交流、叙述以及给予他者的信息中的必要因素。一种"过于思考"的想法对于自己和他人来说都不是清晰的保证。实际上,思考不能够离开身体的存在。是身体,或者更广泛地说,是实体性支撑了思考的和谐。

因此,对于支撑走路法的持续练习以及对于活跃垂直性的维持能够有助于面对他人,进行流畅、准确、清晰的交流。

整体性的感觉

整体性,是指作为个人在一个整体中的愉快感觉。这种整体性的感觉不是每个人与生俱来的。在婴儿和父母的关系中,这种感觉取决于交流的模式:感官的、情感的、姿势的、动作的、语言的,更广泛地说,是婴儿和他周围关系的交流。所有这些对于婴儿来说都是支持性的,给他带来安全感,并使得他能够很早地感觉到自己超越父母关系的独立性和自主性。婴儿整体性的感觉取决于他对于支持性身体和情感情景的早期体验。

完整性的轻巧性与我所命名的**负重状态**是相对的。这种负重状态是神经肌肉和骨骼器官的无意识回应。这个反应是对于一种当下或者过去或者两者兼有的紧张状态的回应。

负重状态的原因可以是内生的,或者是外在的,或者是内外因联合产生的结果。在负重状态起初的内生原因中,首当其冲的是婴儿在最初父母对其的护理、支撑、哺乳中的感受做出的运动功能反应中存在的最初紧张状态。

接下来,儿童的运动功能在成人和自己的姿势关系的内容中模型化。这样一来,儿童通过运动功能,将他对与他人关系的感受转射到亲近的人身上。正是在这个时候,他应该受到父母的指引和支持。在这个构建中,重要的是辨认出孩子们模仿的姿势。这些姿势的模仿往往是反映了孩子想要类似另一个人,而不是像他自己!

这对于儿童总体的运动功能都是如此。有些孩子,甚至是非常小的孩子,他们的肌肉也许是非常收缩和紧张的,因此往往非常笨手笨脚。成人看到他们的"丑陋姿势"的反应往往是一种嘲笑或者某种形式的指责。他们应当面对这样的早期症状,必须通过将孩子引向更加舒适、更加"圆润和流畅"、在身体上更加富有结构性的运动功能,来给予孩子支持。

对于成人也同样如此,通过更加和谐、不再突然、没有损伤性的运动功能的学习,他能够从不同于自己日常生活的经验中获益。

负重状态的外因多如牛毛:社会风气、全球经济危机的背景、精神空虚、哲学、意识形态、不加以控制和不道德的媒体力量的破坏性后果,总的来说,就是所有今天被创造和组织的事物,大多数人心中的恐惧。

当前的集体恐惧加重了这种负重状态,后者是前者的身体回应。当人难受的时候，很难想象我们在肉体上能够感受不到这种痛苦。尽管对于同样的紧张，每个人的身体反应不尽相同，今天，一种个人的、人性化的、情感的、创造性的力量对于每个人来说都是必不可少的。

保护自己的完整性以及自己亲近的人的完整性，于是就成为了保持直立、保持自身的垂直性从而受到良好的安全基础支撑的最佳方法。这对我们每个人来说都是存在性的关键。

从生理学上来说，负重状态的表现是持续性的过度紧张，与任何形式的活动无关的肌肉过度工作。这就好像我们背负着一个沉重的负担。这首先是从本义上去理解，接下来，从引申义上来说，这不是有意识或者自主性的用力，而是一种存在的状态。负重状态也能够表现为一种巨大的肌肉被动性，这往往发生在移动和最日常的动作中。

之所以要提及这种负重的状态，是因为它在我们的心理和关节上带来了有害的影响。肌肉的过度紧张状态，以及肌肉的被动性状态对于关节产生同样的后果：不断重复的机械性的超压以及关节性的微小损伤。从长远来说，关节病的发展会更为快速。

相反地，轻松是一个较小重量的身体状态。这个状态来自于神经肌肉紧张的特殊运转：基础紧张，神经科医生称为警惕性紧张。这个称谓突出了它警惕性意识的功能。这种紧张与神经肌肉既不主动也不被动的活动状态相符，这种状态来自于神经系统的一部分、身体肌肉器官的感觉感受器，以及各种不同的皮肤感觉传感器。

这种轻松是一种有意识的感觉，通过警惕紧张的质量传递,被均匀地分配到全身的肌肉。在同样的身体重量下,人可以在身体上感受到一种很大的轻松或者一种强烈的笨重。沉重或是轻松的情况于是就成为了我们的关节以及自我感受的决定性因素。

在轻松的状态下,就像在爱情的状态下,所有机械性的辛劳都消失了。人轻松的状态是一种从主体到主体的"机械性"和无意识的传播。这种轻松的信息对于人际关系一直会产生影响。它证明了对于他人的存在状态。

这种轻松是支撑走路法的主要作用。

在实践中,所有这些信息都是意识不到的,但是存在的感觉从肌肉紧张传递到肌肉紧张,从一个身体到达另一个身体。

同样的,无存在的状态或者缺席的状态通过肌肉紧张无意识地传递。在这种情况下,会存在一种不在一起的瞬间的感觉。产后的诊疗认为这是一个绝佳的机会也是一个特殊的时间来帮助父母,使他们对待孩子的动作更加轻巧。父母的存在支持了孩子的存在和活力。

活力的感觉

我们一般的活力是两种特殊形式的活力互相作用的产物:身体活力和精神活力。他们的影响称为"运动觉"(koin-esthesie)。这是身心活力整体通过基础的适宜感受加以反应的感觉。

活力是一种健康的、活跃的力量,一种生命的能量,从出生起就受到保存直觉和生存直觉的支持。在触觉疗法中,这种基础的生命力量称为"生命力"(Vis Vitalis)。这种活力是活跃的,因为它将人类引向运动和创造力。"力比多活力"
(Libido vitalis)与所有组成、支撑和支持我们生命欲望的冲动
相符合。所有这些都是个人化的,各个主体各不相同。反过
来,生命冲动取决于我们的情感环境以及我们文明的状态。
从个人的角度来说,我们的生命冲动很大部分取决于我们的
生物功能的健康状况,更多地在于生活中和与他人关系中轻
松支撑我们的东西,也就是我们的欲望。

我们的生命冲动和我们的内在和个人的感觉联系紧密,
取决于我们是否拥有健康的生命活力。

在这种意义上说,支撑走路法成为了一种有意识的选择,
是对于身体姿势和精神的选择,就像是对于在自我运动中如
何存在的决定,这种运动确保了要吸收这种运动觉性质的生
命活力。

可以肯定的是这种生命活力只有在我们自己拥有它的时
候才能够传递给我们的患者或者我们的孩子,因为传递只有
在与他人直接接触的时候才能够发生。

存在的感觉

存在的感觉或者存在的状态是一种通过感觉表现给自己
的状态。这种感觉不加区别地将以下元素集中在一起:启动
的感觉;空间和身体性界限的感受;头脑中轻松的感觉;整体
性的轻松;活力或者运动的感觉;对于活力和其他主体的肌张
力的感受。

存在是自我非常舒服的状态。在与他人的接触中,非常
个人化地感到舒服的体验。

临床上来说，存在是与不存在的状态相反的，因为这种情况有些是主体反复出现过度营养的状态，有些受到一种"操作"思想方式的影响（克里斯多夫·德汝尔 Christophe Dejours），也就是说存活在行为中，脱离所有和主体相关的人类具体关系。

当受到活跃、连贯、固定的运动功能的轻松性支持的时候，存在的状态得到了最佳的展现。支撑走路法从生理上来说是自由、自主的存在最好的建筑性支持。存在在本义上说受到生物功能学的支持。它可以不依靠护理受到主体本身的支持。

一种非常危险的运动功能抑制

2006 年 4 月，阿尔勒复活节的斗牛节。很长时间以来我都想要实地探索和理解毕加索对斗牛的迷恋。我从事雕塑，我喜欢这位大师的作品。这是我第一次参加斗牛节。公元 1 世纪罗马帝国时代建造的阿尔勒的斗牛场非常漂亮。阿尔勒这个城市也非常漂亮。经由罗纳河通往地中海的这个城市既富有罗马风格，又有西班牙风情。

斗牛场挤满了人，非常热闹。我在中央 2 区 1 排的观众台坐下，也就是说在太阳底下，非常靠近斗牛的场地。在我的左边，是斗牛将要冲出的牛栏，我的右边是斗牛士进场的地方。

我并不懂斗牛。开场式非常壮观。第 1 头斗牛进场了。半天有 6 场斗牛赛，每场进行大约 15 分钟的时间。在上午，每场斗牛根据精心设计过的程序进行，音乐的背景非常重要，就像人们的加油呐喊声一样,给斗牛的不同程序标出了节奏。

公牛进入斗牛场。根据传统的做法,它被几个斗牛士慢慢地、熟练地引逗。在这个过程中,观众、斗牛士和持剑斗牛士评价着公牛的性格、好斗性和身体运动的方法。接着进行的是"三人方阵"。经过维罗妮卡、齐格李纳、高娜拉、瑞沃勒纳、塞尔庞蒂纳这几个名字很好听的步骤之后,公牛达到了勇猛的状态,持剑斗牛士和公牛之间达到了"一对一"的力量平衡。

可惜的是,紧接着,非常快,长矛手一下子刺扎牛背终结了公牛的活力。这个动物的活力随着心脏跳动的节奏在消失。观众们沸腾了!接着,投枪手用投枪扎进了牛的颈背。血流了出来。公牛完全失去了活力,踉踉跄跄地走着,最后出场的持剑主斗牛士用红绒布旗引逗它,直到给它致命的一剑。

在第 2 场斗牛的最后,我就厌倦了。

但忽然我懂了。毕加索迷恋的是血,是血的颜色,他迷恋的是这腾腾的浓稠的血喷薄在公牛的黑色斗篷上。斗牛是他的文化的一部分;这古老的、传统的表演,赞颂了人对兽的胜利,也就是对他自己的死亡的胜利。我不知道这些斗牛士是运动员还是刽子手。斗牛是死亡的演出。斗牛士是正在进行屠杀的高水平的运动员。观众喜欢这个。观众喜欢屠杀,就像在法国大革命,就像在公元初世纪,就如同观众今日喜欢看媒体实况直播处决齐奥塞斯库夫妇或者萨达姆·侯赛因的画面。对这种集体的歇斯底里无动于衷的我感觉自己游离在其他观众之外。

这样的体验结束了。第 4 场斗牛开始了。一头体重 545千克的名叫"贝利科索"的健壮公牛披着深色的斗篷进入了斗牛场。狂躁的它为参加犹如纪念日一般的节日感到兴奋，它奔跑，猛冲，停住，跳跃，回转。我能感觉到这头漂亮野兽的精力充沛。斗牛士迎向了它。斗牛士的名字是莫朗特·德拉皮厄布尔（Morante de la Puebla）。他英俊、年轻、全神贯注。这时候特殊的事情发生了。斗牛场的气氛改变了，变得紧张起来。这一刻变得很神奇，就仿佛大家都在等待。我沉浸在了人类超现实的一刻中。我清醒了过来。

莫朗特，年轻英俊的斗牛士，朝公牛走去好逗引它。但是斗牛士的脚停留在了他身体的后面。他的两只脚没有反应。观众们突然愤怒了，冲斗牛士发出嘘声。后者继续。他的脚卡住了。在他移动的时候，他的脚把他往后拖以至于他的手臂没办法足够公牛靠近做出"维罗尼克"（译注：斗牛士用短披风使牛从身边冲）的动作。长矛手们出发了，做他们肮脏的工作。血流出来。斗牛场上的情况非常糟糕。斗牛爱好者们愤怒地叫喊着。他们把能扔的东西都一股脑儿扔向斗牛士。大家集体抗议了！我旁边的观众吼叫着，吹着口哨，情绪非常激动，几乎是粗暴的。

我坐在椅子上，目睹了莫朗特完完全全的动作瘫痪。在观众的一方是骚乱！他努力，再努力，继续努力，他的身体让他做出了突出自己无力地往后和往前的动作。这并非出于害怕，还是没有办法反应。一种运动功能无能。就仿佛这个斗牛士被场上的现实抓住了，他是场上的演员，但是在舞台的中心他却无法移动。他处于危险之中。他的精神分散是明显的。他成为了他自己所担任的角色的观众。受到若泽·路易斯·佩拉尔塔（José Luis Peralta），他的助手和朋友的鼓励和支持，他开始进攻，但是他停住了。他的身体被束缚住了，就像在慢镜头中那样移动着。

在这个时刻,我感觉人被他的顾虑困扰时,一脚踏入了死亡,在这个死亡之地。在斗牛节主席的命令下,他被带出了斗牛场。作为事件的目击者,我知道,我感觉到,在斗牛场现场,是莫朗特的身体恢复过来,超越了他的意志。身体和心的精神分割开了。观众席还是一片嘘声,我马上想到了这个男子的精神紊乱转为躯体症状会在他的家族、城市和西班牙造成的后果。

斗牛士的传统和阳刚形象被毁了。家族、投资人和支持者们的荣誉受到了威胁。媒体会群起而攻之。我后来在当地的报纸上读到这个职业斗牛士抑郁了很久,中断了职业生涯几年,还在医生的意见下忍受了电休克疗法!在当时,医生对于这种问题的诊断是程式化的。

从医学的角度来说,这是情绪失调造成主体面对一种创伤性的情况。主体的一部分与现实联系而他心理的一部分尝试逃脱。这就像是在巨大压力的情况下脱离了自我变成了自己生活的观察者。

很可能没有人好心地建议他去接受精神治疗。没有人敢冒这个险。不管在哪个时代,当事关经济利益的时候,表演是比人的性命更加重要的。

我离开了阿尔勒的罗马斗兽场。心情轻松而愉快。我也许是唯一一个为经历了这个伟大的人性的时刻感到高兴的观众。某些人,在某些情况下因为一些内在的原因,没有办法在命令之下进行屠杀,这很棒。身体赢得了胜利。

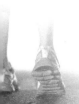

约翰和马赛尔一样走路，
马塞尔和阿尔贝托一样走路

　　我们接下来要讲的这个故事发生的跨度有 50 年之久。约翰,35 岁,如今是一个临床心理分析师。当他接受一个朋友的建议过来找我时,他还不清楚自己为什么要来,他当时 20 岁,是建筑系的大二学生。我记得他的身体感到疼痛,他身体的主要问题可能是存在背部疼痛。这次见面把我带回了我 7 岁时候的回忆。

　　那时候是 1961 年。我在上小学,学校位于巴黎 14 区皮埃尔·拉鲁斯街。我从家所在的贝鲁街,走过阿雷希亚街,到学校去。我不从路易·莫让德街走,那条街阴森、没有商店,我从阿雷希亚街走,靠左边的人行道走,因为早上的阳光落在街的这一边,另一边则在阴影里。

　　几乎每星期一次,会有,或者我注意到,在我走的人行道上走来一个奇怪的男人,他和别人不一样。他让我印象深刻。他长得像一个演员或者一个艺术家,有着浓密的银白色的头发。他的脸像缎子一般,但在嘴角的地方显出一些褶痕。某种程度上说,他的不同让我感到害怕。他总是从伊波利特-迈德隆街走出来,在我妹妹去的学校的旁边。他通过横道线穿过阿雷希亚街,走到我所处的那条人行道上,但是和我相反方向。我们在勒居隆街的街角擦肩而过。

他看上去皮包骨头,穿着对他来说过大的衣服。他戴着一条领带,穿着米灰色的风衣或者黑色驼毛大衣,雨滴在他的腰带上闪闪发亮。他经常抽烟。我很喜欢遇到他,虽然我会感到不安,然后在他离我而去之后感到释然。他总是看上去若有所思,俯着身,全神贯注,他走路的方式有点奇怪,仿佛他身体的整个上半部:上半身、头部和肩膀像机械玩具的平衡杆一样从后往前摇摆,就像前弯一样,而脚是直的。他的动作很奇怪,更加突出了他的神秘。与他相遇是一种舒服又熟悉的仪式。这个仪式属于我。

在我 11 岁的时候,我家搬到了蒙鲁日,就在 20 国道的旁边,从此我再也没有见过他。

现在是 1968 年。我 14 岁,上初中三年级。我喜欢我的法语老师马塞尔·D 老师,这是个奇特的人,他喜欢他班上的孩子们,并且激发了他们身上最佳的好奇心。马塞尔让我有了成为艺术家的欲望。但是当我模仿他的时候,我发现他走起路来和阿雷希亚街的那个人一样。他的行走是非常独特的个人标签。而且,他又比别人瘦,所以更加明显。他们的头长得一样,但是马塞尔的嘴角皱纹更多。他的表情非常丰富。我曾经和现在都是那么喜欢这个男人!而且他是为数不多知道如何与我这样的青少年相处的人。这很关键,我上他的课,与他分享对于诗歌和文学的热爱。他有一个智者的头脑,那种古希腊智者的类型。

1995 年,我碰到约翰的时候,最让我印象深刻的是他走起路来完全异于常人。他缓慢地朝前，身体的上部朝前直到一条腿落地，接着是另一条腿，就像用脚去压碎什么东西一样。一个农民的动作。并且，他的眼神是定住的。他的眼睛没有从侧面移动来观看，而是同时移动整个头部和颈部就像在做非常僵硬的动作。实际上，这种走路方式让我想到前面提到的那两个人。但不完全一样。他似乎更加糟糕，因为他比那时候的那两个人更加年轻。他似乎被困在他周围的空间中了。约翰有着红头发、方脸、绿色的眼睛和络腮胡。他让我想到基克·道格拉斯（Kirk Douglas）演绎的凡·高。他大约1.9米高，看上去并不经常锻炼，有着还算匀称的胖胖的身子。

我开始治疗他的背——他经常腰疼——但是更进一步的是让他了解自己的身体。他的父母分开了。在我们的诊疗期间，他和患者们一起练习、玩音乐、拉大提琴，我让他感受到在空间中的存在感，如何更好地占据空间，将自己的声音带得更远。在此之后，我们涉及了走路的问题。

我很喜欢诊治约翰的过程，因为他也在这个过程中与我交流和分享。用他的方式。约翰想来和感到必要的时候就过来。尽管他非常拘谨，我还是觉得他喜欢过来。当他来的时候，就好像，在那个时候，他觉得接受我的诊疗是非常重要的。那就像"过渡"的时期或者时刻。约翰总是非常拘束和克制；极其。因为这个性格，他总是尽量减少我们的言语交流。我非常清晰地感觉到他欣赏我的谨慎，所以我从不深入问他有关私生活的问题。我们的诊疗集中在那些没有提到的问题上。但是这些问题一直都是存在的。

为了能让诊疗推进，也为了帮助他，我通过有关其他患者的询问,谈及了各种有关健康平衡的问题,这样做很方便并且有效。这是我们之间的规则。

约翰有我所没有的科学知识,同时,我在诊治过程中让他发现的治疗问题也是他在大学里没有学到的。我暗暗地觉得,我们的交流对他有双重的帮助,个人健康是一方面,职业上又是另一方面。

我们现在又到了 2000 年。约翰大约一个季度找我一次。他在看某些患者的时候碰到一些问题,他也在学习触觉疗法,我让他感觉到如何去站在患者的位置,具体的方法是我自己躺在检查桌上。我帮助他接触我、碰触我。当时他 28 岁。过了一段时间,在夏天之前,我收到了他的一份传真。他通过了接触学培训的考试,与我分享他成功的喜悦,并感谢我对他的指导。对此,我也非常感动,因为自己也见证了他学习的过程。但我很清楚他的成功只归功于他自己。写下这几行文字的时候,我注意到了自己情感上深深的反抗性,而这可以称为反移情。

接近 2005 年的时候。约翰继续一样的频率与我见面。他和伴侣有了第二个孩子。在这一段顺风顺水的日子里,我们见得少了。当他和伴侣分开的时候,他又回来见我了。约翰说话不是很容易。他既谨慎又克制。也许对我他已经谈了最多有关个人的事情了。约翰在这个时期的情感负担成了我们之间避之不谈的领域。我总是仔细地避免问他相关问题。面对他所面临困难的严重性,以及这些困难和他有些症状的联系,还有我能力的有限,我最后建议他去看我的一位同事,她可以在触觉疗法的领域帮助他、帮助我们。

这个接触很有效。这个三角的治疗成功了。由于约翰需要支持,他见我的频率增加了。每个月他都来。这个事情非常重要,因为这在两个成人之间效果更好,也更加具有私密性。约翰的表达增加了,也更多涉及私人生活。

他的谨慎不再让我惊讶,尽管我尊重这种谨慎。我觉得这就像一种阻碍和忍受。这种谨慎也是一种躲闪。他的矜持是一种自我保护。据我的推测,他其实可以勾勒出一个童年的故事。一种面对成人的姿态,因为他对于自我还没有一种真正的自在态度。在我们的诊疗中,我帮助约翰寻找到了一种活跃的垂直性。我想说的是我帮助他感受到了我称为基础安全感的东西。由于我是骨科医生,并受过触觉疗法的培训,我在骨科诊疗的框架下建立了触觉治疗的模式。这使得我在治疗某些患者的时候,在解决身心症状的问题时可以进行得更加深入,同时也能让患者对治疗产生一种完全的信任。

因此,我让约翰学习的就是走路。这并不是普通意义上的走路,而是支撑走路法。能够支撑存在的行走。一种可以治疗不安全感的行走。对此我给健康专家写了很多相关文章。实际上,这跟我几年前的一次发现有关,是在治疗患者的时候,为了和他们一起找到解决他们慢性病的方法,经过观察和试验所得。我理解到的是,人们并不是学会走路的,参与到进行双足行走的驱动的、感觉的学习对每个人来说是独立完成的,尽管这属于系统发育的规划。总的来说,基础性是天生的,形式是属于某种程度的个人习得。

大致来说,每个人从垂直站立开始,也就是在第 8 个月到第 22 个月的时候拥有和构造起自己的行走方法。最佳的情况是这种构造差不多是可行的,但是很多时候,这种孤单的学习是在很多的肌肉骨骼和精神运动不平衡中诞生的! 因此,和约翰一起,我们在每次诊疗中都重新体验支撑走路法。我们在进步,尽管对于约翰来说这不是一件简单的事情,但是这产生了效果。我相信约翰开始自己将我们练习的重点融入进去。由于他在进行触觉疗法的心理治疗,他的获益更多。

昨天,约翰来进行一个月一次的治疗,我们一上来就在一起解决依然常见的运动和行走的问题。对他来说,他不能够自主地移动或者流畅地跑步。我不清楚为什么,但是这一次,我提醒他,在罗丹的作品和贾科梅蒂的作品中存在着巨大的不同。

于是我们重新开始,进行我称为吕克·雅克(Luc Jacquet)导演的电影中"帝企鹅的行走"的工作,这也能够帮助患者立刻看到企鹅(帝企鹅)移动节奏的同步性。我们肩挨着肩站着,一个人的手放在另一个人的骨盆上。通过轻微的振动,我让约翰能够感到我的垂直性和他自己的垂直性。我邀请他感觉到我身体的垂直性交替地在我的右脚和左脚上施压,同时,我也感觉到他自己的压力。然后我建议他和我一起行走,让他自己的步伐和我的步伐同步,这样可以感觉到我的步子是怎么通过左右脚的推动启动和灵活起来的。我们用同一边的脚迈步,这样很好。我感觉到他和我的感觉一样。我改正了他细微的缺乏同步性,然后让他把推动的步子拉得再长一些,以便发现他全身的伸缩性。实际上,我们肩并肩前进,步伐统一并且极其轻巧,双方都能感受到对方的存在,这使得我们在同一时刻能够感觉到步伐变慢或者拐弯,存在或者不存在。这种相伴的行走进行了大约 10 分钟,在这之后我让约翰一个人带着同样的基础感觉继续行走。他又不知所措了。我看到他就像前面提到的那两个人一样走路。

于是我们不再肩并肩走路,而是他一个人行走,背对着我或者面对着我,他的步子又细微地乱了。我想这可能跟他被观察有关。我于是对他说:"也许你可以说说当你刚刚一个人走的时候,发生了什么,使得你的步子又变得断断续续和机械化?"

"我好像觉得不好意思,"他回答,"我总是觉得不好意思。"

"是因为我看着你吗?"

"是的。"

"事实上,我相信你已经清楚问题已经不再关乎你自己的眼光或者你自己对你运动功能的控制。你其实把我的眼光当成你观察自己移动的镜子,而这让你动不了了。你知道汤碗的故事吗?"

"不知道。"

"你安稳地坐着喝一碗好喝的汤,在一起的还有一个朋友。一切都很正常,你断断续续地和朋友交谈着,你偷偷地注意到了手上装得满满的汤勺,这时候你停止了说话。你的手开始颤抖,你把汤勺打翻了,汤勺到达你嘴边的时候,它往往是空的。这个故事说明,人会无法控制自己的运动功能,即便不是完全不能动,也会产生抑制的效果。我们于是要重新做起,但在用你感觉的样子行走的时候,你要握紧拳头或者前三根手指。就好像在行走中更多地运用到手可以更好地占据空间一样。"

约翰这么做,情况好多了。他的行走不再是破碎的,也不再摇晃,而是流畅的。我趁此建议他把自己的目光当做一个空间的支撑点,就像用自己的手,就像他的目光可以机械化地支撑在墙壁上或者我们所在房间的物体上面。而这是和在空间中移动同时进行的。这起了作用！

昨天，我最终看到约翰在空间中移动，就像在跳舞一样。他的行走姿势非常柔顺灵活。他的实体性非常活跃，他第一次体会到了对于空间、垂直型和固定性的真实感受。

约翰完成了一次长长的旅程，最终到达了昨天这特别的一刻。我知道他会将其运用在他的患者和自己的身上。写下这几行字的同时，我发现，通过走路的练习，我们之间产生了联系和传递的关系。在约翰和我之间，在约翰和他的家庭之间。在约翰和他的患者之间。我意识到这种联系以同样的方式和活力存在于马塞尔先生和阿雷希亚街的那个人身上，这个走路的故事是一个跨越 47 年的医疗和象征性的联系。

实际上，马塞尔先生名叫马塞尔·多梅尔克（Marcel Domercq），他在蒙田中学任教。而阿雷希亚街那个和我擦肩而过的人是阿尔贝托·贾科梅蒂。

后记

如此长的缺失

给这本书写后记有点奇怪。因为雅克-阿兰·拉尚与读者分享的这些有关走路的身体和精神治疗的论述和经验,已经不需要人们再添加其他的文字对此加以支持。但是,为了回应给他的著作写段文字的盛情邀约,我觉得在后记中可以略加述说。与其说是作为一种证明——我是他10多年的患者——不如说是对一种令我获益良多的疗效的反馈。

首先,是我的病症——膝盖"早熟性"关节病——让我去找了雅克-阿兰·拉尚,这个病让我移动起来痛苦而困难。之后,在他的诊治过程中,经过几年时间,我慢慢地进入到了我自己难以察觉的跟踪性治疗训练中,而我在起初并没有意识到也不清楚这是什么。我们逐渐离开了有关病症的领域,而涉及一个事实,那就是我模糊地意识到在我的身体驾驭中,有着混乱和不和谐的模式,这既反映在移动中也反映在运动中,但是对此我以前并不知道怎么述说:雅克-阿兰·拉尚称之为"姿势紊乱"。我感觉缓慢地、仿佛难以察觉地在一种思考静止中前行,而这对于我这样受过哲学的教育的人来说很难想象。我花了很长时间来接受雅克-阿兰·拉尚让我进行的治疗性的学习是有关身体,我的身体的。而这种在身体和心理之间狡猾的,有时候让人恐慌的关系,与笛卡尔的二元论相去甚远。

我之后很长时间进行分析,对我来说,面对的是和我自己的身体感知有关的问题,以及和目光、走路有关的问题,这甚至和我感知空间的障碍相关,表现为一种真正的适应能力,这种适应能力不再像一般的精神分析方法中那样通过语言来表达,而是通过解释。尽管我努力地抓住一些碎片来给予诊疗中突然发生的状况某种意义,但是,我对于伴随着姿势的语言有着深刻的记忆,一种中间的语言,不是精神分析师让我们学习的语言,而是温尼科特(Winnicottien)意义上的中间语言,是在身体中和为了身体以及对于心理有意义的东西之间的语言。我必须接受经历这种"身体上的而非意识上的体验",我无法将此翻译给精神分析师听。但需要打开空间的时候,了解的知识越多,越接近于现象学家研究的亲身经历的范畴。我们持有的只有一种信念,对于感觉和感知体验的信念:在工作的要求之下转变了的感觉论。

反馈的另一个效果在于我听到雅克-阿兰·拉尚在支撑走路法的学习中使用"存在"(présence)一词来定义体验(éprouvé)的利害关系:对于自我、空间和他人的存在。我发现这是一个对我来说很熟悉的词,这个词在哲学的现象学研究中处于中心的位置,我很早就进行了现象学方面的学习,并且进一步就"存在"精神病学就行研究,这个学说在 20 世纪20 年 代 起 发 源 于 德 国,创 立 者 是 宾 斯 瓦 格(Ludwig Binswanger),他称之为"人类存在的科学"。存在分析(Da-seinsanalyse),实际上是一种研究性和治疗的方法,将人类定义为具备身心活力的单元,主要对身体的存在维度进行分析:在对于存在的理解上,身体密切地参与到主体的体验中。在阅读雅克-阿兰·拉尚的书时,我发现对于存在精神病学常见的主题交错其间:身心单元体或者说"整体",被作为存在体验的空间,医生和患者之间的共同存在(Mitsein)等等。宾斯瓦格提出了治疗关系就像"互相影响的接触",患者和医生的接触就像伙伴之间的关系。借用登山的比喻,这种陪伴就像"背负",是两个伙伴同时采取的背负,是分担到两个人身上的背负。我觉得雅克-阿兰·拉尚让我们所作的围绕支撑走路法进行的治疗,接近于存在的体验。

这种治疗,对我来说,不断拓宽我能够体验和思考的极限。它的确给我已经为之屈服的命运带来了全新的有益的东西:让我得到了存在的感觉……

米雷耶·德尔布拉西科(Mireille Delbraccio)[1]

---

① 法国国家科学研究院哲学家。

附 录

有关城市行走的一些数字
（2012 年 1 月）

  法国预防协会组织了一项有关行走和体育运动对于法国人健康影响的研究。这项研究在 2012 年 1 月由运动生物医药和流行病学研究所进行,他们观察了 800 位年龄在 18~65 岁的志愿者,每个志愿者在腰带的部位悬挂一个计步器。这个仪器能够从早到晚记录携带者一天中所走的步伐总数,并记录 1 星期 7 天的情况。

  以下是根据这项研究得出的数字和信息。

  巴黎大区的人比法国其他地方的人走路更多。

  巴黎大区的人每天走 9 744 步;而在法国其他地区,人们每天走 8 100~9 116 步。

  步行主要集中在工作日,在周末数量减少。

  在城市中每天进行至少 30 分钟的行走,速度平均在 4 千米每小时,相当于走了大约 3 500 步。活跃的行走的正常速度在 4.8~6.4 千米每小时。人以每小时 5 千米的速度走路消耗的能量比静止时消耗的能量多 3 倍。

运动生物医药和流行病学研究所和世界卫生组织一样，建议每人每天要行走 10 000 步，这可以消减久坐造成的负面效果，后者每天在欧洲造成 60 万人死亡。

研究表明久坐的人（22%）每天走路少于 5 000 步，而活跃的人（16%）每天走路超过 10 000 步。

研究向我们表明，在法国人通常进行的体育运动中，进行最多的是走路，占 24%。对于其他活动的数字如下：骑自行车，14%；游泳，14%；慢跑，11%；体操，7%；健美，7%。男性和女性进行这些活动的方式是一样的。

运动生物医药和流行病学研究所认为，走路对于心肺功能有着积极的影响；能够减少身体的脂肪堆积、降低血压和胆固醇水平、减轻焦虑和抑郁、预防 2 型糖尿病、增加骨密度和预防骨质疏松、提高肌肉力量和身体的平衡性。

运动生物医药和流行病学研究所也给出了有利于改善法国人健康状况的预防建议：

——拥有和使用计步器，这能够帮助人们了解当前的状况以便意识到久坐的风险，并且有利于增加每天的移动数量。计步器是一个自动监测的工具，能够调节行为模式、明确要达到的目标。它是非常具有激励性的工具，使用计步器能够很快地减少身体脂肪堆积指数以及血压。

——通过有利于活动性的预防措施改善职业环境。

——根据生活环境的多样性以及对被访者抑制活动性（缺少时间和缺少欲望）的观察，选择相适应的行走活动。

——优先使用数量计算的工具以及有关质量的问卷，以便更好地理解久坐的不同程度以及他们对于慢性病发展的风险。

——每天走 30 分钟的路,每星期 5 次。

贾科梅蒂与微型

伊冯娜·拉雪兹-厄米什(Yvonne Lachaize-Œhmichen)

为什么要在一本有关身体医学的书中加入精神分析的内容?我会很快回答那是两者的共鸣、重叠以及互补性让我决定接受雅克-阿兰·拉尚的建议,强调这个事实状态。我也想要证明他所描述的症状,例如"本体感受减退",还有"走路、平衡的紊乱以及深层感觉障碍",如果这些植根于阿尔贝托·贾科梅蒂的身体内,那么它们和他的无意识的个人经历以及婴幼儿时期的印迹不无关系,这可以解释他身上反复发生的事件,也为他的艺术创造打下基础。

雅克-阿兰在书中尽量避免主观解释,因此我仅仅根据阿尔贝托·贾科梅蒂的《评论》(Ecrits)以及他接受的访谈、那些有幸能与这位伟大的雕塑家会面的人的回忆加以探讨。

首先,我有必要介绍一下这个人物。阿尔贝托·贾科梅蒂,1901 年 10 月 10 日出生于意大利瑞士交界的阿尔卑斯山区,布勒加里峡谷,格里松州的边界,确切地说是在布尔戈诺沃山谷。1966 年他也葬于此地。这个山村位于斯汤帕附近,他的家庭在他唯一的妹妹奥蒂莉亚出生之后搬到了此地。阿尔贝托的童年据他自己说是快乐的,但是生活中并没有任何现代化的舒适设备,他们所在地区的人们过着加尔文教派的简朴生活,而他们所在的州基本上都是天主教派。被群峰所围绕的山谷在冬天的时候极少照得到阳光。气候也比较恶劣。从山的高处看，人类是那么渺小。奥蒂莉亚是家里 4 个孩子中的第 3 个孩子，和她的奶奶同名，也是家中唯一的女孩。阿尔贝托，是家中的长子，他的名字中既有父亲的名字：乔瓦尼，也有他爷爷的名字：阿尔贝托，老阿尔贝托在 1863 年娶了奥蒂莉亚·桑迪。

因此，为了避免误会，人们叫他的时候总要带上阿尔贝托，以便和他父亲区分开来。当时，用爷爷的名字命名孙子或者用姐姐的名字给妹妹取名的情况并不少见。13 个月之后，他的弟弟迪耶戈（Diego）诞生了，这个名字是为了纪念委拉斯奎兹（Diego Vélasquez）。1904 年，奥蒂莉亚出生，1907 年布鲁诺出生，他后来成为了建筑师。布鲁诺的教父是费迪南德·霍德勒（Ferdinand Hodler），瑞士最著名的画家。阿尔贝托的教父是圭尼奥·阿米耶特（Cuniot Amiet）。他的家族都在艺术领域发展，特别是绘画方面。

阿尔贝托的父亲乔瓦尼是画家。1900 年他的父亲去世不久，乔瓦尼娶了阿奈特·斯汤帕。当时他 33 岁。阿尔贝托的母亲，阿奈特，拥有着令人印象深刻的举止风采，热情又含蓄。阿尔贝托在 1933 年的一篇名为《我只能通过我的雕塑间接地讲述》的文章中提到过她。同时，他还用"早晨八点的宫殿"这个作品描述过她，作品的材料是木头、铁丝和绳子。在左边的部分，可以认出他的母亲，"一尊女人的雕塑……这是她留给我的最初的记忆，"他写道，"长长的黑色及地连衣裙神秘到让我感到困惑；裙子让我觉得是她身体的一部分，这引起了我心中一种'害怕和慌乱'的情感；余下的都消失了，不在我注意的范围之内了。这个形象显现了 3 次，在这一次我第一次睁眼看清楚了。①"

在作品的右边部分,有一段脊椎骨和一只飞翔的鸟;在中间,一座倒塌的塔下,"一块红色小板下面的一个东西",这个物体他说代表了他自己,并且能够表现他的男性特征?他自己也继承了他母亲严肃苛刻的特质,这形成了他所偏爱的类型,他也从未真正远离这种形象,这是不是使得他疏远了其他女性?实际上,阿尔贝托在性生活方面受到无力的困扰,他只有和妓女在一起才感到舒服。这一点我不再展开。

关于他的父亲,他曾对杰德利卡(Gotthard Jedlicka)表示他是个"非常非常好的人":"从我们年幼起,我们的父亲让我们做所有我们想做的事情。当我们问他的时候,他会给我们建议,但并不会坚持要我们按照他的建议去做。"②当阿尔贝托还是个孩子时,他的父亲画画的时候他也会待在画室里。当他把父亲的画作涂得乱七八糟的时候,或者在自己做的石膏像上画粉色的肌肤、蓝色的眼睛、红色的胡子的时候,他父亲也不会朝他吼叫。请注意那时候他喜欢色彩。

他处理现实的方式发生彻底变化,也就是艺术风格发生非常大的变化让我产生了疑惑。有几个时期是非常重要的,第一次是在他14~18岁的时候,他说:"我决定我的观点,那是天堂。"他接着经历了几场重要的危机,一次失败的爱情和死亡的突然降临,这些都使他受到了打击:"我完全不知道该怎么做……现实离我而去。"他无法预料到的有关女人和死亡的困扰影响了他之后的所有作品。

---

① 阿尔贝托·贾科梅蒂,《评论》,米歇尔·雷瑞斯(Michel Leiris)和雅克·杜平(Jacques Dupin)介绍,巴黎,Hermann,2001,第19页。
② 同上,第250页。

在 1922 年，受他父亲的推荐，他在大茅舍画院（Académie de la Grande Chaumière）的安托万·布德尔（Antoine Bourdelle）画室学习，在那里老师批评他的作品"太明显的裂缝"过于粗暴，破坏了和谐，并且认为他不能够同时看到人的细节和整体。在那里他了解了超现实主义，并在之后的 10 年将之追随。现实离他而去；色彩消失了；阿尔贝托不想要仅仅雕塑记忆。他想要"只做我真正知道的东西"，强调了重要的是知识而不是看法。也就是说他只凭借他的幻想创作。一直持续到 1934 年的这段时期，在我看来，是他最伟大作品诞生的时期，是最适合他的时期，也是雅克-阿兰·拉尚指出的问题发生的时期。在他和安德烈·布雷东（Andre Breton）发生争执之后，他脱离了超现实主义。

在我看来，他父亲的去世是他脱离超现实主义的真正原因，他为了追求与父亲的相像才那么做，因为他的父亲曾经要求他这么做。父亲的去世对他造成了如此大的震动，他回到了斯汤帕参加葬礼。他没有尽到作为长子的责任。他生病了，没有办法参加葬礼。在这次噩梦般的经历之后，在 1933 年 6 月 29 日，他的忧虑又出现了，他了解到他父亲并不喜欢他那些超现实主义的作品。很快，他感觉这些作品完全是自淫。他父亲的模范形象对他产生了强制力。

尽管他很想，但是令他自己失望的是，他只完成了一些可以放在火柴盒内的微型雕像。

他的无能为力持续了整个战争时期。他是在日内瓦和他母亲一起度过这段时期的。他的弟弟迪耶戈没有拿到护照来与他们团聚，他于是好像又成了一个孩子。他不知道在一个太过靠近的母亲和一个离自己太远的弟弟之间该如何处置，对他来说,弟弟迪耶戈与他形影不离,他从他身上得到很多东西,他可以对他的拖延症加以限制。阿尔贝托在这个瑞士城市遇到了一个年轻女孩,起初他以欺负她为乐,后来他娶了她。这个女孩的名字和他母亲一样:阿奈特。她叫阿奈特·阿莫(Anette Arm)。

我现在要提到的是他告诉给大卫·塞勒韦斯特(David Sylvester)的一段回忆。贾科梅蒂对他讲述了这个父亲的禁令,我认为这对他的命运起到了关键性的影响。这使得他强迫自己要表现他所看到的东西,但是又难以表现出来。以下是他大致所说的内容,"我的父亲,根据实物的真实大小进行绘画,创作出跟实物大小一样的作品来,哪怕我把它们放在3米远的地方。""如果他画桌上的一个苹果,他会画得与实际的苹果一样大。而我呢,我有一次在他的画室画画,我那时候十八九岁,画桌上的梨,以一种正常的写生时和物体的距离。而梨总是变得微型。我再画,他们还是同样的大小。""我的父亲急了,他说,'把他们画得像他们本来的样子,就像你看到的一样!'他改正了我的画。""我设法像那样画,但是不管我怎么努力,我擦掉再擦掉,半个小时之后,我画出来的还是和之前的一样。"①

从这我们不难看出,阿尔贝托的父亲对于根据实物真实大小绘画的要求在他身上产生了重要的影响,尽管他一开始并没有意识到。他在超现实主义创作之后以及他父亲去世之后设法对此回应,把他看到的画出来成为了他无法摆脱的问

---

① 阿尔贝托·贾科梅蒂,《评论》,米歇尔·雷瑞斯(Michel Leiris)和雅克·杜平(Jacques Dupin)介绍,巴黎,Hermann,2001,第289页。

题。"我没有办法将一个形象以它真实的大小画出来。当我在咖啡馆的时候，我看到人们在我对面的人行道上走过，在我看来，他们很小，就像那些我觉得绝妙的非常小的塑像……如果同一个人慢慢靠近，他就变得不一样了。但是如果他靠得太近，比如离我2米的距离，我就看不到他了。"

"实际上，他不再是真实的大小。他充满了整个视野，看不清了。如果他再靠近一点点，那么视线整个就不见了。你从一个领域到达了另一个领域。如果我看着对面人行道上的一个女人，她看上去很小，很小的人在空间中走，这很奇妙，当人看上去小的时候，我的视野变得更加广阔……如果那个人靠近我，我就不再看她了，而她也几乎不存在了！或者她变成了一种情感上的存在，我会想要触摸她，不是吗？"

接下来是1935~1946年的"微型"时期。他在大型的底座上创造出微型作品，依靠距离，这些微型作品使得他抓住了它们与模特的相像之处。

在战争结束之后，他回到了巴黎的工作室，迪耶戈在那里等他，也开启了他的最后一个时期，那就是没有完成形象的时期，与此同时，他无法和别人亲近地相处。于是诞生了巨大的雕像，动作僵硬，在并不稳固的平衡中永恒保持，外形相似、骨瘦如柴，显露出一种奇怪的身体的孤独感。

结束的时候，我想要强调这从他手中诞生的"微型"，它孕育了他无力的体现，以及生对死的胜利。至少这些。远离、隔绝、保持距离，是出于在生者中自我防卫和咬啮的必要，远远地有东西在发出信号，在等着你。我想要引用让·热内的这句话："贾科梅蒂所画的物体让我们感动，也让我们安心，并不是因为它披覆着人类存在最好、最温柔、最敏感的外衣，恰恰相反,因为它是'这个物体'。就是它,而不是别的。它,在其完全的孤单中。贾科梅蒂的艺术更确切地说是高级流浪者们的艺术,在这个纯粹的点上,能将他们结合在一起的是对所有生物和所有物体的孤独的认可。""我是孤单的,物体仿佛在说,对此我们无能为力。如果我只能是我的存在,我是无法被破坏的。存在于我的存在,不加保留,你我的孤独惺惺相惜。"

伊冯娜·拉雪兹-厄米什

(Yvonne Lachaize-Œhmichen)